中国居民营养与慢性病状况报告

（2020年）

U0235359

人民卫生出版社
·北 京·

图书在版编目（CIP）数据

中国居民营养与慢性病状况报告 . 2020 年 / 国家卫生健康委疾病预防控制局编著 . —北京：人民卫生出版社，2021.12（2023.11重印）

ISBN 978-7-117-32503-5

Ⅰ.①中… Ⅱ.①国… Ⅲ.①居民 – 合理营养 – 研究报告 – 中国 –2020②居民 – 慢性病 – 防治 – 研究报告 – 中国 –2020 Ⅳ.①R151.4②R4

中国版本图书馆 CIP 数据核字（2021）第 242418 号

| 人卫智网 | www.ipmph.com | 医学教育、学术、考试、健康，购书智慧智能综合服务平台 |
| 人卫官网 | www.pmph.com | 人卫官方资讯发布平台 |

审图号：GS（2021）2866 号

中国居民营养与慢性病状况报告(2020 年)
Zhongguo Jumin Yingyang yu Manxingbing
Zhuangkuang Baogao(2020 Nian)

编　　著：国家卫生健康委疾病预防控制局
出版发行：人民卫生出版社（中继线 010-59780011）
地　　址：北京市朝阳区潘家园南里 19 号
邮　　编：100021
E - mail：pmph @ pmph.com
购书热线：010-59787592　010-59787584　010-65264830
印　　刷：人卫印务（北京）有限公司
经　　销：新华书店
开　　本：889×1194　1/16　印张：10
字　　数：225 千字
版　　次：2021 年 12 月第 1 版
印　　次：2023 年 11 月第 3 次印刷
标准书号：ISBN 978-7-117-32503-5
定　　价：90.00 元
打击盗版举报电话：010-59787491　E-mail：WQ @ pmph.com
质量问题联系电话：010-59787234　E-mail：zhiliang @ pmph.com

前　言

　　居民营养与慢性病状况是反映国家经济社会发展、卫生保健水平和人口健康素质的重要指标。近年来,随着我国经济社会的发展和卫生服务水平的不断提高,居民营养水平和健康状况不断改善,特别是"十三五"时期,以习近平同志为核心的党中央坚持以人民为中心,做出实施健康中国战略的决策部署,明确了新时期党的卫生健康工作方针,国家先后颁布实施《"健康中国 2030"规划纲要》《健康中国行动(2019—2030 年)》,国务院办公厅印发《中国防治慢性病中长期规划(2017—2025 年)》《国民营养计划(2017—2030 年)》,多部门联合印发癌症、脑卒中等重大慢性病防治方案和《全民健康生活方式行动方案(2017—2025年)》等一系列政策文件,营养改善和慢性病防治的支持性政策和环境不断完善,全社会共同维护和促进健康的氛围逐步形成,我国营养改善和慢性病防控工作取得积极进展和明显成效。

　　《中国居民营养与慢性病状况报告(2020 年)》(以下简称《报告》)是全面反映近 5 年我国居民膳食与营养、体格发育状况、慢性病相关危险因素、重要慢性病发病及患病状况、死亡状况及变化趋势的报告。数据来源于国家卫生健康委组织开展的全国性监测调查以及国家级重大科技专项支持开展的全国性流行病学调查。"十三五"期间,国家卫生健康委组织中国疾病预防控制中心、国家癌症中心、国家心血管病中心开展了新一轮的中国居民营养与慢性病监测,覆盖全国 31 个省(自治区、直辖市)和新疆生产建设兵团,现场调查人数超过 60 万,具有国家和省级代表性。根据监测结果编写形成的《报告》主要结果已于 2020 年12 月 23 日通过国务院新闻办公室新闻发布会向社会发布。《报告》显示,我国居民体格发育与营养不足问题持续改善,城乡差异逐步缩小;居民健康意识逐步增强,部分慢性病行为危险因素流行水平呈现下降趋势;重大慢性病过早死亡率逐年下降,因慢性病导致的劳动力损失明显减少。但与此同时,随着人口老龄化、城镇化、工业化进程加快和行为危险因素流行对慢性病发病的影响,以及慢性病患者生存期的延长,我国慢性病患者基数仍将不断扩大,防控工作仍然面临巨大挑战。

　　《中华人民共和国国民经济和社会发展第十四个五年规划和 2035 年远景目标纲要》描绘出"十四五"时期国家发展蓝图和 2035 年发展远景,也对全面推进健康中国建设做出了系统谋划。慢性病防控和营养改善是健康中国建设的重要内容,"十四五"时期我们将继续坚持预防为主的方针,构建强大的公共卫生体系,强化慢性病预防、早期筛查和综合干预,充分发挥政府、社会、个人(家庭)在慢性病防控中的作用,形成强大的防控合力,共同为推进健康中国建设,早日实现使人民群众不生病、少生病,提高群众幸福感、安全感而不懈努力。

2021 年 9 月

目　　录

摘　　要

一、数据来源

本《报告》以中国疾病预防控制中心、国家癌症中心等国家级技术单位组织开展的多项营养和慢性病相关全国性监测或调查的最新数据(不包括港澳台地区)为基础,结合国家统计局等部门人口学基础数据进行分析完成。主要数据来源包括:2015—2017年中国居民营养与健康状况监测、2018年中国居民慢性病及危险因素监测、2019年全国死因监测、2019年中国肿瘤登记年报、2019年中国分省疾病负担研究,以及2014—2015年中国居民慢性阻塞性肺疾病监测、2016—2017年中国居民常见消化系统疾病流行病学调查、2018年中国骨质疏松症流行病学调查、2018年中国成人烟草调查、2019年中国中学生烟草调查等。

二、膳食营养状况

(一)膳食摄入

食物摄入量。城市居民蔬菜和水果、畜禽肉类、蛋类、鱼虾类、乳类及其制品、大豆及其制品等食物摄入量高于农村,粮谷类、薯类食物、烹调油和烹调盐摄入量低于农村。与2015年发布结果相比,粮谷类食物摄入总量略有减少,蔬菜、水果、畜禽肉类、大豆及制品摄入量变化不大,乳类及其制品摄入量略有增加,烹调油摄入量略有增加,烹调盐摄入量有所减少。

能量和主要营养素摄入。中国居民平均每标准人日能量摄入量为2 007.4kcal(1kJ=0.239kcal,1kcal=4.184kJ),城市低于农村,与2015年发布结果相比下降154.9kcal。蛋白质摄入量为60.4g,脂肪摄入量为79.1g,碳水化合物摄入量266.7g,与2015年发布结果相比均有所下降。膳食钙、维生素A等微量元素缺乏依然存在。

(二)膳食结构

膳食能量的食物来源。中国居民平均每标准人日膳食能量来源于粮谷类食物、烹调油、动物性食物、薯类杂豆类的比例分别为51.5%、18.4%、17.2%、2.4%。与2015年发布结果相比,中国居民能量来源于动物性食物的比例增加 2.2 个百分点。

能量的三大营养素来源。中国居民平均每标准人日能量来源于碳水化合物、脂肪和蛋白质的比例分别为 53.4%、34.6% 和 12.0%。

(三)就餐模式

中国 6 岁及以上居民每日三餐率为 83.5%,过去 1 周至少一次在外就餐的比例为 46.3%,经常在外就餐比例为 22.3%。

(四)婴幼儿喂养状况

中国 6 月龄以下婴儿的纯母乳喂养率为 34.1%,4 月龄以下婴儿的纯母乳喂养率为 43.6%,4~6 月龄婴儿的纯母乳喂养率为 24.8%。中国 6~8 月龄婴幼儿辅食添加率为 75.4%。

三、体格状况与营养不良

(一)体格状况

中国 18 岁及以上男女平均身高分别为 167.8cm 和 156.3cm。18~44 岁男女平均身高分别为 169.7cm 和 158.0cm,与 2015 年发布结果相比分别增加 1.2cm、0.8cm。中国 18 岁及以上男女平均体重分别为 69.6kg 和 59.0kg,与 2015 年发布结果相比男性平均体重增加 3.4kg,女性平均体重增加 1.7kg。男性中 18~44 岁年龄组平均体重最重(71.3kg),女性中 45~59 岁年龄组平均体重最重(60.8kg)。

中国城乡 6~17 岁儿童青少年各年龄组身高总体均有增长,与 2015 年发布结果相比,6~17 岁男童和女童各年龄组身高平均分别增加 1.6cm 和 1.0cm。城乡 6~17 岁儿童青少年各年龄组体重总体均有增长,与 2015 年发布结果相比,6~17 岁的男童和女童各年龄组体重平均分别增加 1.4kg 和 0.6kg。

中国城乡 6 岁以下儿童各月龄组的身高均有增长,农村增长幅度高于城市。6 岁以下城市男童和农村男童、女童各月龄组的体重均有增长,农村儿童体重增长幅度高于城市。

(二)营养不足

中国 18 岁及以上居民低体重营养不良率为 4.2%,与 2015 年发布结果相比下降 1.8 个百分点。

6~17 岁儿童青少年生长迟缓率为 1.7%,与 2015 年发布结果相比下降 1.5 个百分点;6~17 岁儿童青少年消瘦率为 8.7%,与 2015 年发布结果相比无明显变化。

6 岁以下儿童的生长迟缓率为 4.8%,与 2015 年发布结果相比下降 3.3 个百分点;6 岁以下儿童低体重率为 2.0%,与 2015 年发布结果相比下降 0.5 个百分点;6 岁以下儿童消瘦率为 2.0%,与 2015 年发布结果相比无明显变化。

（三）贫血及微量营养素缺乏

中国 18 岁及以上居民贫血患病率为 8.7%，与 2015 年发布结果相比下降 1.7 个百分点；12~17 岁儿童青少年贫血率为 6.6%，与 2015 年发布结果相比下降 1.4 个百分点；6~11 岁儿童贫血率为 4.4%，与 2015 年发布结果相比下降 0.6 个百分点；6 岁以下（不包含 6 月龄以下）儿童贫血率为 21.2%。孕妇贫血率为 13.6%，与 2015 年发布结果相比下降 3.6 个百分点；乳母贫血率为 17.2%，与 2015 年发布结果相比增加 6.7 个百分点。

中国 18 岁及以上居民血清维生素 A 缺乏率为 0.5%，边缘缺乏率为 4.1%；6~17 岁儿童青少年维生素 A 缺乏率为 1.0%，边缘缺乏率为 14.7%；孕妇维生素 A 缺乏率为 0.9%，边缘缺乏率为 8.7%。18 岁及以上居民低血清铁蛋白率为 13.3%；6~17 岁儿童青少年低血清铁蛋白率为 11.2%；孕妇低血清铁蛋白率为 54.4%。

（四）超重肥胖

中国 18 岁及以上居民超重率为 34.3%，与 2015 年发布结果相比上升 4.2 个百分点；18 岁及以上居民肥胖率为 16.4%，与 2015 年发布结果相比上升 4.6 个百分点。18 岁及以上居民近 1 个月内体重测量率为 59.2%。

中国 6~17 岁儿童青少年超重率为 11.1%，与 2015 年发布结果相比上升 0.4 个百分点；6~17 岁儿童青少年肥胖率为 7.9%，与 2015 年发布结果相比上升 0.3 个百分点。

中国 6 岁以下儿童超重率为 6.8%，与 2015 年发布结果相比下降 1.6 个百分点；6 岁以下儿童肥胖率为 3.6%，与 2015 年发布结果相比上升 0.5 个百分点。

四、慢性病相关危险因素

（一）膳食因素

中国居民平均每标准人日膳食脂肪供能比为 34.6%，城乡分别为 36.4%、33.2%，农村首次超过 30.0% 的脂肪供能比上限。脂肪供能比超过 30.0% 供能比上限的人数比例为 63.6%。中国居民平均每标准人日烹调油摄入量为 43.2g，烹调盐摄入量为 9.3g，均高于居民膳食指南推荐值上限。中国居民平均每标准人日蔬菜摄入量为 265.9g，蔬菜摄入量低于推荐值 50% 的人数比例为 30.2%。中国居民平均每标准人日水果摄入量为 38.1g，水果摄入量低于推荐值 50% 的人数比例为 87.1%。中国 6~17 岁儿童青少年含糖饮料经常饮用率为 18.9%。

（二）烟草使用

中国 15 岁及以上人群现在吸烟率为 26.6%，与 2015 年调查结果相比下降 1.1 个百分点；男女现在吸烟率分别为 50.5%、2.1%。中国初中学生现在吸卷烟率为 3.9%，与 2015 年调查结果相比下降 2.0 个百分点。15 岁及以上非吸烟者二手烟暴露率为 68.1%，与 2015 年发布结果相比下降 4.3 个百分点。

（三）酒精摄入

中国 18 岁及以上居民平均每人每年酒精摄入量为 3.4L，与 2015 年发布结果相比增加 0.4L。18 岁及以上居民 30 天内饮酒率为 28.3%，其中 45~59 岁男性最高（51.5%）。18 岁及以上饮酒者中经常饮酒率为 19.9%，其中 45~59 岁男性和 60 岁及以上男性经常饮酒率分别为 35.1% 和 49.5%。18 岁及以上饮酒者中，有害饮酒率为 8.6%。

（四）身体活动

中国 18 岁及以上居民身体活动不足率为 22.3%，平均每天业余静态行为时间为 3.2h。6~17 岁儿童青少年身体活动不足率为 86.0%，平均每天业余静态行为时间为 2.1h。

五、重要慢性病发病与患病状况

（一）癌症发病与生存状况

中国居民癌症年新发病例约 406.4 万，发病率为 293.91/10 万。男性癌症发病率前 5 位依次为肺癌、肝癌、胃癌、结直肠癌和食管癌，前 10 位癌症发病率占男性癌症发病率的 82.33%；女性癌症发病率前 5 位依次为乳腺癌、肺癌、结直肠癌、甲状腺癌和胃癌，前 10 位癌症发病率占女性癌症发病率的 78.90%。最近 10 年中国肿瘤登记地区男女合计的癌症发病率每年平均上升 3.79%，去除人口老龄化因素后每年平均上升 1.22%。目前我国癌症的 5 年相对生存率约为 40.50%，与 10 年前相比总体提高约 10 个百分点。

（二）高血压患病与控制状况

中国 18 岁及以上居民高血压患病率为 27.5%，患病知晓率为 41.0%，治疗率为 34.9%，控制率为 11.0%，治疗控制率为 31.5%，城市居民高血压知晓、治疗、控制率均高于农村。18 岁及以上未诊断高血压的居民近 3 个月内血压测量率为 41.9%，40 岁及以上未诊断高血压的居民近 3 个月内血压测量率为 50.1%。

（三）糖尿病患病与控制状况

中国 18 岁及以上居民糖尿病患病率为 11.9%，患病知晓率为 38.0%，治疗率为 34.1%，控制率为 33.1%，治疗控制率为 31.5%，城市居民知晓、治疗和控制率均高于农村。40 岁及以上未诊断糖尿病的居民近 12 个月内的血糖检测率为 39.3%。

（四）慢性阻塞性肺疾病患病状况

中国 40 岁及以上居民慢性阻塞性肺疾病患病率为 13.6%，患病知晓率为 0.9%。40 岁及以上居民和 40 岁及以上慢性阻塞性肺疾病患者的肺功能检查率分别为 4.5% 和 5.9%。

（五）血脂异常患病状况

中国 18 岁及以上居民血脂异常患病率为 35.6%，其中高胆固醇血症患病率为 8.2%，高甘油三酯血症患病率为 18.4%，低高密度脂蛋白血症患病率为 20.9%，高低密度脂蛋白血症患病率为 8.0%。与 2015 年发布结果相比，高胆固醇血症、高甘油三酯血症患病率均有上升，但低高密度脂蛋白血症患病率呈现下降趋势。40 岁及以上未诊断为血脂异常的居民近 12 个月内的血脂检测率为 29.2%。

（六）其他慢性病患病状况

中国 18 岁及以上居民慢性肾脏病患病率为 8.2%。40 岁及以上居民骨质疏松症患病率为 12.6%，骨质疏松症患病知晓率为 6.4%，低骨量率为 40.9%。40 岁及以上居民最近一次体检接受骨密度检测率为 3.3%。18~64 岁居民幽门螺杆菌现症感染率为 41.5%，胃食管反流病患病率为 10.5%，消化性溃疡患病率为 6.6%，胆石症患病率为 3.6%。

六、慢性病死亡状况

（一）总体死亡水平

中国居民慢性病死亡率为 685.0/10 万，占全部死亡人数的 88.5%，其中男性为 775.1/10 万、女性为 592.1/10 万，男性高于女性；城市为 644.2/10 万、农村为 706.2/10 万，农村高于城市。因心脑血管疾病、癌症和慢性呼吸系统疾病死亡的人数占全部死亡人数的 80.7%。

（二）主要死因构成

中国居民慢性病前 10 位死因分别是心脑血管疾病、癌症、慢性呼吸系统疾病、内分泌营养代谢疾病、消化系统疾病、神经系统疾病、泌尿生殖系统疾病、精神障碍、肌肉骨骼和结缔组织疾病以及血液造血免疫疾病。男性和女性慢性病死因主要区别为男性消化系统疾病位次高于女性，而女性内分泌营养代谢疾病位次高于男性。

（三）重大慢性病死亡状况

中国居民心脑血管疾病死亡率为 364.6/10 万，每年约死亡 509.3 万人，其中脑卒中死亡率为 171.7/10 万，每年约死亡 240.0 万人，缺血性心脏病死亡率为 147.2/10 万，每年约死亡 205.7 万人。中国居民癌症死亡率为 186.5/10 万，每年约死亡 260.9 万人。中国居民慢性呼吸系统疾病死亡率为 68.2/10 万，每年约死亡 95.3 万人。中国居民糖尿病死亡率为 19.1/10 万，每年约死亡 26.7 万人。

（四）重大慢性病过早死亡率

中国居民因心脑血管疾病、癌症、慢性呼吸系统疾病、糖尿病四类重大慢性病导致的过早死亡率呈现逐年下降趋势,从 2015 年的 18.5% 下降至 2019 年的 16.5%,下降了 10.8%。

（五）重大慢性病死亡趋势

1990—2019 年,中国慢性病死亡总人数逐步上升,但标化死亡率呈明显下降趋势。其中,心脑血管疾病标化死亡率有所下降(脑卒中标化死亡率总体呈下降趋势,缺血性心脏病标化死亡率总体呈上升趋势,近年来略有下降),癌症标化死亡率总体稳定,近年来略有下降(肺癌标化死亡率总体呈略微上升趋势,肝癌、胃癌、食管癌标化死亡率呈下降趋势),慢性呼吸系统疾病标化死亡率明显下降,糖尿病标化死亡率比较平稳。

七、主要发现和建议

（一）主要发现

1. 居民体格发育与营养不足问题持续改善,城乡差异逐步缩小。居民健康意识逐步增强,部分慢性病行为危险因素流行水平呈现下降趋势。重大慢性病过早死亡率逐年下降,因慢性病导致的劳动力损失明显减少。

2. 居民不健康生活方式仍然普遍存在,超重肥胖问题不断凸显,重大慢性病患病率及发病率仍呈上升趋势。

（二）建议

1. 强化政府主导、部门协作,推进慢性病综合防控。

2. 强化专群结合、以专为主,促进居民营养持续改善和慢性病的早预防、早发现、早干预。

3. 强化社会动员、全民参与,自觉践行健康文明的生活方式。

第一章 数据来源与方法

一、数据来源

本《报告》以中国疾病预防控制中心、国家癌症中心等国家级技术单位组织开展的多项营养和慢性病相关全国性监测或调查的最新数据(不包括港澳台地区)为基础,结合国家统计局等部门人口学基础数据进行分析完成。

主要数据来源包括 2015—2017 年中国居民营养与健康状况监测、2018 年中国居民慢性病及危险因素监测、2019 年全国死因监测、2019 年中国肿瘤登记年报、2019 年中国分省疾病负担研究,以及 2014—2015 年中国居民慢性阻塞性肺疾病监测、2016—2017 年中国居民常见消化系统疾病流行病学调查、2018 年中国骨质疏松症流行病学调查、2018 年中国成人烟草调查、2019 年中国中学生烟草调查等。《报告》具体内容和指标的数据来源见表 1-1。

表 1-1 不同内容和指标的数据来源

内容和指标	数据来源
膳食营养状况	
一、膳食摄入	2015—2017 年中国居民营养与健康状况监测
二、膳食结构	2015—2017 年中国居民营养与健康状况监测
三、就餐模式	2015—2017 年中国居民营养与健康状况监测
四、婴幼儿喂养状况	2015—2017 年中国居民营养与健康状况监测
体格状况与营养不良	
一、体格状况	2015—2017 年中国居民营养与健康状况监测 2018 年中国居民慢性病及危险因素监测
二、营养不良	2015—2017 年中国居民营养与健康状况监测 2018 年中国居民慢性病及危险因素监测
慢性病相关危险因素	
一、膳食因素	2015—2017 年中国居民营养与健康状况监测
二、烟草使用	2018 年中国成人烟草调查 2019 年中国中学生烟草调查
三、酒精摄入	2018 年中国居民慢性病及危险因素监测

续表

内容和指标	数据来源
四、身体活动	2015—2017 年中国居民营养与健康状况监测 2018 年中国居民慢性病及危险因素监测
重要慢病性发病及患病状况	
一、癌症发病与生存状况	2019 年中国肿瘤登记年报
二、高血压患病与控制状况	2018 年中国居民慢性病及危险因素监测
三、糖尿病患病与控制状况	2018 年中国居民慢性病及危险因素监测
四、慢性阻塞性肺疾病患病状况	2014—2015 年中国居民慢性阻塞性肺疾病监测
五、血脂异常患病状况	2018 年中国居民慢性病及危险因素监测
六、慢性肾脏病患病状况	2018 年中国居民慢性病及危险因素监测
七、骨质疏松症患病状况	2018 年中国骨质疏松症流行病学调查
八、慢性消化系统疾病患病状况	2016—2017 年中国居民常见消化系统疾病流行病学调查
慢性病死亡状况	
一、慢性病总体死亡概况	2019 年全国死因监测
二、重大慢性病死亡趋势和地理分布	2019 年中国分省疾病负担研究

二、监测与调查方法

　　2015—2017 年中国居民营养与健康状况监测覆盖全国 31 个省（自治区、直辖市）。其中 2015 年开展成人监测，覆盖 298 个县（区），采用多阶段分层整群随机抽样方法抽取 18 岁及以上成年居民，纳入报告分析的成年居民为 66 890 人，孕妇 8 827 人。调查内容包括：询问调查、身体测量、实验室检测，对抽中的约 1/3 家庭开展 3 天 24 小时膳食调查。2016—2017 年开展 0~17 岁儿童、乳母监测，覆盖 31 个省（自治区、直辖市）的 275 个监测县（区），采用多阶段分层整群随机抽样方法，抽取 0~17 岁儿童青少年及 2 岁以内儿童的母亲，完成调查并纳入报告分析的 0~17 岁儿童青少年为 143 807 人，2 岁以内儿童的母亲 22 412 人。调查内容包括：询问调查、身体测量、实验室检测，对抽中儿童家庭同时开展 3 天 24 小时膳食调查。成人及儿童、乳母监测产出膳食营养、体格发育、营养不良、贫血、超重肥胖、微量营养素状况等指标。监测具备国家和省级代表性。

　　2018 年中国居民慢性病及危险因素监测在全国 31 个省（自治区、直辖市）的 298 个县（区）开展，采用多阶段分层整群随机抽样方法，抽取 18 岁及以上常住居民，完成调查并纳入报告分析 179 268 人。调查内容包括：针对饮酒、身体活动等行为危险因素，主要慢性病患病及控制等情况的询问调查；测量身高、体重、腰围、血压等；检测空腹血糖、服糖后 2 小时血糖、血肌酐、尿肌酐、尿微量白蛋白等指标。该监测产出我国成年居民高血压和糖尿病的患病、知晓、治疗及控制状况，血脂异常、慢性肾脏病、贫血、低体重营养不良、超重和肥胖等患病状况，以及饮酒和身体活动不足等慢性病危险因素状况。监测具备国家和省级代表性。

　　死因监测系统于 2013 年由原卫生部死因统计系统、全国疾病监测系统等死因报告系统整合扩展建立,具有国家和省级代表性。监测覆盖全国 31 个省(自治区、直辖市)的 605 个县(区),覆盖人口超过 3 亿。2019 年全国死因监测最终纳入报告分析 1 822 530 人。

《2019 年中国肿瘤登记年报》来源于 2016 年肿瘤登记数据。2016 年肿瘤随访登记覆盖全国 31 个省(自治区、直辖市)及新疆生产建设兵团的 682 个登记处,覆盖 476 692 113 人。参照国际癌症研究机构(International Agency for Research on Cancer,IARC)/国际癌症登记协会(International Association of Cancer Registries,IACR)、《五大洲癌症发病率第 11 卷》对肿瘤登记质量的有关要求,根据《中国肿瘤登记工作指导手册(2016)》的数据纳入排除标准,《2019 年中国肿瘤登记年报》最终纳入 487 个肿瘤登记处数据,覆盖 381 565 422 人,占全国 2016 年年末人口数的 27.60%,其中男性 193 632 323 人,女性 187 933 099 人。城市地区肿瘤登记处 200 个,覆盖 192 628 370 人,占入选年报肿瘤登记地区人口数的 50.48%;农村地区肿瘤登记处 287 个,覆盖 188 937 052 人,占 49.52%。

2014—2015 年中国居民慢性阻塞性肺疾病监测在全国 31 个省(自治区、直辖市)125 个县(区)开展,调查对象为 40 岁及以上常住居民,采用多阶段分层整群随机抽样方法抽取调查对象,完成调查并纳入分析 75 107 人。调查内容包括:针对慢性阻塞性肺疾病(以下简称慢阻肺)危险因素、肺功能检查状况、慢阻肺患病知晓状况、慢阻肺相关症状等内容的询问调查;针对身高、体重、血压、心率等指标的身体测量;在排除禁忌证后,所有调查对象均采用统一的肺功能仪进行支气管舒张试验前后肺功能检查,舒张试验后肺功能检查存在气流受限的调查对象需做胸部正位 X 线检查。该监测产出我国 40 岁及以上居民慢阻肺患病率、慢阻肺主要危险因素暴露水平、肺功能检查状况以及慢阻肺患病知晓率等。监测结果具有国家代表性。

2016—2017 年中国居民常见消化系统疾病流行病学调查覆盖 11 个省(自治区、直辖市)的 32 个县(区),调查对象为 18~64 岁常住居民。采用多阶段分层整群随机抽样方法抽取调查对象,完成调查并纳入分析 27 367 人。调查内容包括:针对既往消化系统病史、过去 12 个月的消化系统症状、饮食因素、心理因素等询问调查;测量身高、体重、腰围、^{13}C-尿素呼气试验(C13);胃镜和腹部超声等临床检查。该调查产出消化性溃疡、胃食管反流和胆石症患病状况,以及幽门螺杆菌感染状况等指标。

2018 年中国骨质疏松症流行病学调查覆盖 11 个省(自治区、直辖市)的 44 个县(区),调查对象为 20 岁及以上居民。采用多阶段分层整群随机抽样方法抽取调查对象,完成调查并纳入分析 20 281 人。调查内容包括:针对人口学特征、骨质疏松症相关症状、危险因素、骨密度测量情况、骨质疏松症知晓情况等的询问调查;采用双能 X 线吸收法(dual-energy X-ray absorptiometry,DXA)进行腰椎正位、股骨颈和全髋骨密度测量。产出骨质疏松症患病及知晓状况、低骨量状况和骨密度检测状况等指标。

2018 年成人烟草调查采用多阶段分层整群随机抽样方法,以入户面对面调查方式进行,调查内容包括烟草使用、戒烟、二手烟以及人们对烟草使用的知识、态度和认知等,纳入分析 19 376 人。2019 中学生烟草调查采用多阶段分层整群随机抽样的方法,在 31 个省(自治区、直辖市)开展,问卷内容包括烟草使用、烟草依赖及戒烟、二手烟暴露以及对烟草的认知和态度、电子烟使用等情况,纳入分析 288 192 人。

第二章　膳食营养状况

一、膳食摄入

膳食食物及能量、营养素摄入采用平均每标准人日摄入量和不同年龄组人群摄入量分别进行描述。

> **标准人**：为18岁从事轻体力活动的男子。根据中华人民共和国卫生行业标准《中国居民膳食营养素参考摄入量 第1部分：宏量营养素》(WS/T 578.1—2017)，其能量需要量为2 250kcal。
> **标准人系数**：每个调查对象的能量需要量除以标准人能量需要量。
> **平均每标准人日摄入量**：每个调查对象平均每日食物摄入量、能量和营养素摄入量除以其标准人系数得到折合每标准人日摄入量，计算平均值即为平均每标准人日摄入量。

（一）食物摄入量

1. 中国居民食物摄入量（g/ 标准人日）

中国居民平均每标准人日食物摄入量为：粮谷类食物305.8g，其中米及其制品168.5g，面及其制品121.0g，其他谷类16.3g；薯类41.9g；杂豆类4.0g；大豆及其制品10.3g；新鲜蔬菜265.9g；新鲜水果38.1g；坚果3.6g；畜肉类72.0g；禽肉类13.0g；动物内脏2.9g；鱼虾类24.3g；蛋类23.4g；乳类及其制品25.9g；糕点类6.5g；烹调油43.2g；烹调盐9.3g；酒精（折合）2.3g；糖及糖果2.5g（图2-1、图2-2，附表2-1）。

总体来看，城市居民除粮谷类、薯类食物、酒精、烹调油和烹调盐摄入量低于农村外，蔬菜和水果、畜禽肉类、蛋类、鱼虾类、乳类及其制品、大豆及其制品等食物摄入量均高于农村。

注：本《报告》中的"米及其制品""面及其制品""乳类及其制品"分别与《中国居民营养与慢性病状况报告(2015年)》的"米类""面类""奶类"统计口径相一致。

与 2015 年发布结果调整后值 * 相比,中国居民粮谷类食物摄入总量略有减少,其中城市变化不大,农村下降了 54.2g。蔬菜摄入量总体变化不大。水果、畜禽肉类、大豆及其制品摄入量变化不大。乳类及其制品摄入量有所增加。烹调盐摄入量有所下降,城市、农村分别减少 1.3g 和 1.0g。平均烹调油摄入量略有增加,城市减少 1.0g、农村增加 3.3g。糖及糖果摄入量略有上升,其中城市减少 0.3g、农村增加 1.0g(图 2-1、图 2-2,附表 2-1)。

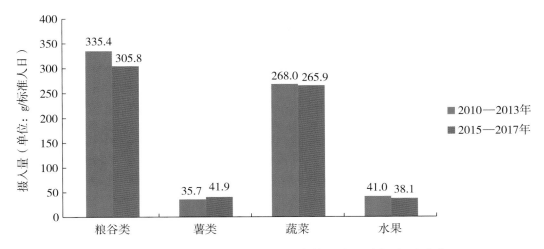

图 2-1　中国居民粮谷类、薯类、蔬菜和水果类摄入量变化

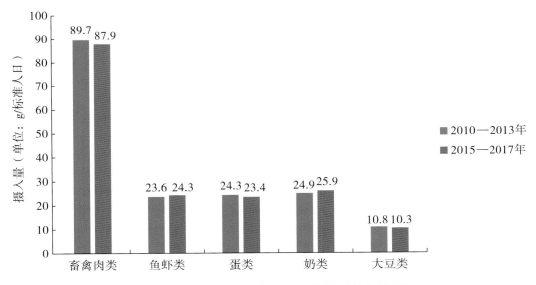

图 2-2　中国居民畜禽鱼虾蛋奶等食物摄入量

* 　注:由于 2015 年发布结果采用的标准人能量需要量是 2 400kcal,为保证与 2020 年发布结果的可比性,本《报告》使用标准人能量需要量 2 250kcal〔参照中华人民共和国卫生行业标准《中国居民膳食营养素参考摄入量 第 1 部分:宏量营养素》(WS/T 578.1-2017)〕对 2015 年发布结果进行了调整,使用调整后值与本次发布的数据进行比较。下同。

2. 不同年龄人群食物摄入量

（1）3~5 岁儿童食物摄入量：3~5 岁儿童平均每人每天食物摄入量为粮谷类食物 198.2g，其中米及其制品 136.7g，面及其制品 55.4g，其他谷类 6.1g；薯类 17.7g；杂豆类 1.7g；大豆及其制品 4.4g；新鲜蔬菜 97.3g；水果 34.8g；坚果 1.6g；畜肉类 40.8g；禽肉类 7.6g；鱼虾类 8.7g；蛋类 22.6g；乳类及其制品 56.1g；糕点类 11.3g；烹调油 25.7g；烹调盐 5.6g；糖及糖果 2.6g（表 2-1，附表 2-2）。

城市 3~5 岁儿童粮谷类、薯类食物和烹调盐摄入量低于农村，蔬菜和水果、畜禽肉类、蛋类、鱼虾类、乳类及其制品、大豆及其制品摄入量高于农村，其中乳类及其制品是农村儿童的 2 倍。薯类食物、糖及糖果摄入量男童低于女童，坚果摄入量男女童基本持平，其他类别食物摄入量男童高于女童。

（2）6~11 岁儿童食物摄入量：6~11 岁儿童平均每人每天食物摄入量为粮谷类食物 207.1g，其中米及其制品 111.7g，面及其制品 86.6g，其他谷类 8.8g；薯类 29.6g；杂豆类 3.3g；大豆及制品 7.9g；新鲜蔬菜 153.6g；水果 49.4g；坚果 1.9g；畜肉类 75.3g；禽肉类 17.0g；鱼虾类 15.2g；蛋类 33.8g；乳类及其制品 70.9g；糕点类 19.1g；烹调油 33.2g；烹调盐 7.8g；糖及糖果 1.3g（表 2-1，附表 2-3）。

城市 6~11 岁儿童粮谷类、薯类食物、烹调油和烹调盐摄入量低于农村，新鲜蔬菜和水果、畜禽肉类、蛋类、鱼虾类、乳类及其制品、大豆及制品摄入量均高于农村儿童。男童除杂豆类、水果、坚果、糖及糖果摄入量略低于女童外，其他类食物均高于女童。

（3）12~17 岁儿童青少年食物摄入量：12~17 岁儿童青少年平均每人每天食物摄入量为粮谷类食物 271.3g，其中米及其制品 145.5g，面及其制品 117.8g，其他谷类 8.0g；薯类 37.9g；杂豆类 4.1g；大豆及制品 11.0g；新鲜蔬菜 176.6g；水果 46.0g；坚果 2.4g；畜肉类 88.6g；禽肉类 24.5g；鱼虾类 15.8g；蛋类 32.6g；乳类及其制品 75.1g；糕点类 27.1g；烹调油 40.0g；烹调盐 9.0g；糖及糖果 2.5g（表 2-1，附表 2-4）。

城市 12~17 岁儿童青少年粮谷类、薯类食物、烹调油和烹调盐摄入量低于农村，蔬菜和水果、畜禽肉类、蛋类、鱼虾类、乳类及其制品、大豆及制品摄入量均高于农村。男童除水果和坚果摄入量低于女童外，其他类食物摄入量均高于女童。

（4）18~59 岁成人食物摄入量：18~59 岁成人平均每人每天食物摄入量为粮谷类食物 293.3g，其中米及其制品 155.0g，面及其制品 123.3g，其他谷类 15.0g；薯类 39.3g；杂豆类 3.6g；大豆及制品 9.7g；新鲜蔬菜 254.4g；水果 34.8g；坚果 3.4g；畜肉类 73.5g；禽肉类 13.3g；鱼虾类 23.8g；蛋类 21.5g；乳类及其制品 16.7g；糕点类 5.1g；烹调油 42.7g；烹调盐 9.0g；糖及糖果 2.1g（表 2-1，附表 2-5）。

城市 18~59 岁成人粮谷类、薯类食物、烹调油和烹调盐摄入量低于农村，蔬菜和水果、畜禽肉类、蛋类、鱼虾类、乳类及其制品、大豆及其制品摄入量均高于农村。男性除水果、乳类及其制品摄入量低于女性外，其他类食物摄入量均高于女性。

（5）60 岁及以上成人食物摄入量：60 岁及以上成人平均每人每天食物摄入量为粮谷类食物 275.9g，其中米及其制品 156.5g，面及其制品 102.1g，其他谷类 17.3g；薯类 41.3g；杂豆类 4.2g；大豆及制品 9.9g；新鲜蔬菜 255.9g；水果 30.9g；坚果 3.5g；畜肉类 57.0g；禽肉类 9.5g；

鱼虾类 22.1g;蛋类 19.1g;乳类及其制品 23.2g;糕点类 5.0g;烹调油 37.4g;烹调盐 8.4g;糖及糖果 2.3g(表 2-1,附表 2-6)。

城市 60 岁及以上成人粮谷类、薯类食物、烹调油和烹调盐摄入量低于农村,蔬菜和水果、畜禽肉类、蛋类、鱼虾类、乳类及其制品、大豆及制品摄入量均高于农村。男性除水果和乳类及其制品摄入量低于女性,其他类食物摄入量均高于女性。

表 2-1　不同年龄人群平均每人每天食物摄入量　　　　　单位:g

食物	3~5 岁	6~11 岁	12~17 岁	18~59 岁	≥60 岁
米及其制品	136.7	111.7	145.5	155.0	156.5
面及其制品	55.4	86.6	117.8	123.3	102.1
其他谷类	6.1	8.8	8.0	15.0	17.3
薯类	17.7	29.6	37.9	39.3	41.3
杂豆类	1.7	3.3	4.1	3.6	4.2
大豆及其制品	4.4	7.9	11.0	9.7	9.9
新鲜蔬菜	97.3	153.6	176.6	254.4	255.9
新鲜水果	34.8	49.4	46.0	34.8	30.9
坚果	1.6	1.9	2.4	3.4	3.5
畜肉类	40.8	75.3	88.6	73.5	57.0
禽肉类	7.6	17.0	24.5	13.3	9.5
动物内脏	1.1	1.7	1.7	3.3	2.2
鱼虾类	8.7	15.2	15.8	23.8	22.1
蛋类	22.6	33.8	32.6	21.5	19.1
乳类及其制品	56.1	70.9	75.1	16.7	23.2
糕点类	11.3	19.1	27.1	5.1	5.0
烹调油	25.7	33.2	40.0	42.7	37.4
烹调盐	5.6	7.8	9.0	9.0	8.4
酒精 *	0.0	0.0	0.0	2.5	2.8
糖及糖果	2.6	1.3	2.5	2.1	2.3

* 注:酒精摄入量来自 3 天 24 小时膳食回顾调查结果,即把各种酒类按照其酒精度换算成酒精量。

(二)能量及三大营养素摄入量

1. 中国居民能量及三大宏量营养素摄入量

中国居民平均每标准人日能量摄入量为 2 007.4kcal,城市低于农村。与 2015 年发布结果调整后值相比下降 154.9kcal,其中城市和农村分别下降 103.8kcal、221.4kcal(图 2-3,附表 2-7)。

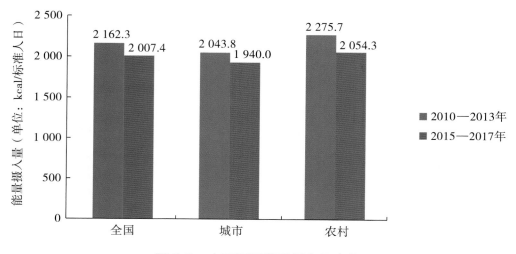

图 2-3　中国居民能量摄入量变化

蛋白质摄入量为 60.4g,城市高于农村;与 2015 年发布结果调整后值相比下降 3.8g,城市和农村分别下降 2.7g、4.6g(图 2-4,附表 2-7)。

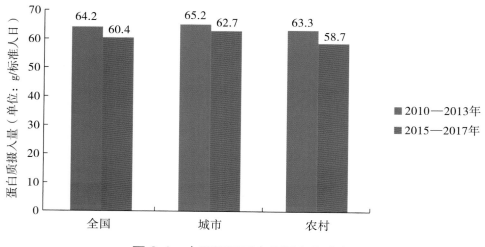

图 2-4　中国居民蛋白质摄入量变化

脂肪摄入量为 79.1g,城市略高于农村;与 2015 年发布结果调整后值相比,摄入量略有下降,城市和农村分别下降 3.2g、2.1g(图 2-5,附表 2-7)。

碳水化合物摄入量为 266.7g,城市低于农村;与 2015 年发布结果调整后值相比下降 32.5g,城市和农村分别下降 14.2g、55.6g(图 2-6,附表 2-7)。

2. 不同年龄人群能量及宏量营养素摄入量

(1)3~5 岁儿童能量及三大营养素摄入量:3~5 岁儿童平均每人每天能量摄入量为 1 263.3kcal,城市低于农村;蛋白质为 35.6g,城市略低于农村,城乡儿童均达到推荐摄入量水平;脂肪为 48.0g,城市高于农村;碳水化合物为 175.3g,城市低于农村(表 2-2,附表 2-8)。

(2)6~11 岁儿童能量及三大营养素摄入量:6~11 岁儿童平均每人每天能量摄入量为 1 591.7kcal,城市高于农村;蛋白质为 50.0g,城市高于农村,基本达到推荐摄入量水平;脂肪

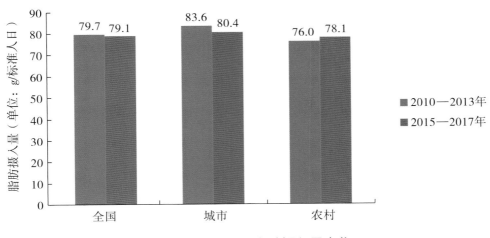

图 2-5　中国居民脂肪摄入量变化

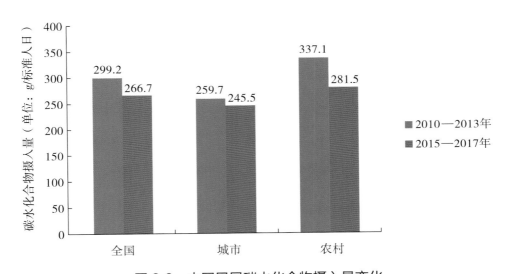

图 2-6　中国居民碳水化合物摄入量变化

为 69.6g,城市高于农村;碳水化合物为 196.3g,城市略高于农村(表 2-2,附表 2-9)。

(3) 12~17 岁儿童青少年能量及三大营养素摄入量:12~17 岁儿童青少年平均每人每天能量摄入量为 1 995.0kcal,城市高于农村;蛋白质为 61.4g,城市高于农村,城市儿童基本满足,农村略有不足;脂肪为 84.5g,城市和农村无明显差别;碳水化合物为 253.8g,城市略低于农村(表 2-2,附表 2-10)。

(4) 18~59 岁成人能量及三大营养素摄入量:18~59 岁成人平均每人每天能量摄入量为 1 928.3kcal,城市低于农村;蛋白质为 58.2g,城市略高于农村,城乡基本满足推荐摄入量;脂肪为 77.6g,农村高于城市;碳水化合物为 251.8g,城市低于农村(表 2-2,附表 2-11)。

(5) 60 岁及以上居民能量及三大营养素摄入量:60 岁及以上成人平均每人每天能量摄入量为 1 774.4kcal,城市低于农村;蛋白质为 52.9g,城市略高于农村,城乡均有一定的蛋白质摄入不足;脂肪为 67.2g,农村略高于城市;碳水化合物为 241.2g,城市低于农村(表 2-2,附表 2-12)。

表 2-2　不同年龄人群平均每人每天能量及三大营养素摄入量

类别		3~5 岁	6~11 岁	12~17 岁	18~59 岁	≥60 岁
能量	/kcal	1 263.3	1 591.7	1 995.0	1 928.3	1 774.4
	/kJ	5 256.2	6 618.5	8 296.9	8 007.3	7 362.3
蛋白质 /g		35.6	50.0	61.4	58.2	52.9
脂肪 /g		48.0	69.6	84.5	77.6	67.2
碳水化合物 /g		175.3	196.3	253.8	251.8	241.2

(三) 主要维生素及矿物质摄入量

本《报告》中,中国居民主要维生素与矿物质摄入量不包括通过营养素补充剂摄入的部分。

1. 中国居民主要维生素及矿物质摄入量

中国居民平均每标准人日视黄醇当量摄入量为 432.9μg,城市高于农村,与 2015 年发布结果调整后值相比无明显变化;硫胺素(维生素 B₁)摄入量为 0.8mg,核黄素(维生素 B₂) 0.7mg,与 2015 年发布结果调整后值相比无明显变化;钙摄入量为 356.3mg,城市高于农村,与 2015 年发布结果调整后值相比无明显变化;铁和锌摄入量分别为 21.0mg 和 10.3mg,城市和农村摄入水平相近,与 2015 年发布结果调整后值相比无明显变化;钠摄入量为 6 046.0mg,城市和农村摄入水平相近(表 2-3)。

表 2-3　中国居民平均每标准人日主要维生素与矿物质摄入量

	2015—2017 年			2015 年发布结果调整后值			2015 发布结果		
	全国	城市	农村	全国	城市	农村	全国	城市	农村
视黄醇当量 /μg	432.9	486.7	395.4	441.9	512.3	374.4	443.5	514.5	375.4
维生素 E/mg	37.4	35.8	38.6	35.7	37.4	34.1	35.9	37.5	34.3
硫胺素 /mg	0.8	0.8	0.8	0.9	0.9	1.0	0.9	0.9	1.0
核黄素 /mg	0.7	0.8	0.7	0.8	0.8	0.7	0.8	0.8	0.7
烟酸 /mg	14.4	14.2	14.6	14.3	14.9	13.6	–	–	–
维生素 C/mg	80.3	86.9	75.7	80.1	84.9	75.4	80.4	85.3	75.7
钙 /mg	356.3	398.7	326.8	364.3	410.3	320.1	366.1	412.4	321.4
铁 /mg	21.0	21.1	21.0	21.4	21.8	21.1	21.5	21.9	21.2
锌 /mg	10.3	10.1	10.5	10.7	10.6	10.7	10.7	10.6	10.8
钾 /mg	1 547.2	1 658.2	1 469.9	1 610.4	1 654.3	1 567.9	1 616.9	1 660.7	1 574.3

续表

	2015—2017 年			2015 年发布结果调整后值			2015 发布结果		
	全国	城市	农村	全国	城市	农村	全国	城市	农村
硒 /μg	41.6	45.0	39.3	44.4	46.9	42.1	44.6	47.0	42.2
钠 /mg	6 046.0	6 028.1	6 058.5	5 667.1	5 829.6	5 512.8	5 702.7	5 858.8	5 554.6
膳食纤维 /g	10.4	10.8	10.1	10.8	10.7	10.8	10.8	10.8	10.9

2. 不同年龄人群主要维生素及矿物质摄入量

（1）3~5 岁儿童主要维生素及矿物质摄入量：3~5 岁儿童视黄醇当量、维生素 E、硫胺素、核黄素、烟酸、维生素 C、钙、铁、锌、钾、硒、镁、钠、膳食纤维平均每人每天摄入量分别为 244.8μg、21.1mg、0.5mg、0.5mg、8.7mg、34.4mg、216.7mg、11.9mg、6.3mg、854.7mg、23.1μg、146.4mg、3 832.0mg、5.0g。3~5 岁儿童视黄醇当量、维生素 C、维生素 E 和烟酸的平均摄入量，城市低于农村；硫胺素、核黄素、膳食纤维，城市和农村平均摄入量基本相近；钙、钾和硒的平均摄入量，城市高于农村；铁、锌、镁和钠的平均摄入量，均为农村高于城市（表 2-4，附表 2-13）。

（2）6~11 岁儿童主要维生素及矿物质摄入量：6~11 岁儿童视黄醇当量、维生素 E、硫胺素、核黄素、烟酸、维生素 C、钙、铁、锌、钾、硒、镁、钠、膳食纤维平均每人每天摄入量分别为 336.4μg、29.0mg、0.7mg、0.7mg、11.4mg、51.5mg、293.9mg、15.5mg、8.0mg、1 257.7mg、34.8μg、192.9mg、4 337.1mg、7.4g。6~11 岁儿童维生素 E、钠的平均摄入量，农村高于城市；硫胺素、核黄素、膳食纤维，城市和农村平均摄入量基本相近；其他维生素和矿物质的平均摄入量均为城市高于农村（表 2-4，附表 2-14）。

（3）12~17 岁儿童青少年主要维生素及矿物质摄入量：12~17 岁儿童青少年视黄醇当量、维生素 E、硫胺素、核黄素、烟酸、维生素 C、钙、铁、锌、钾、硒、镁、钠、膳食纤维平均每人每天摄入量分别为 356.8μg、37.6mg、0.8mg、0.8mg、14.2mg、60.5mg、342.8mg、19.2mg、9.8mg、1 521.8mg、41.0μg、236.4mg、5 230.4mg、9.2g。12~17 岁儿童青少年维生素 E 平均摄入量，农村高于城市；硫胺素、核黄素，城市和农村平均摄入量基本相近；其他维生素和矿物质的平均摄入量均为城市高于农村（表 2-4，附表 2-15）。

（4）18~59 岁成年人主要维生素及矿物质摄入量：18~59 岁成年人视黄醇当量、维生素 E、硫胺素、核黄素、烟酸、维生素 C、钙、铁、锌、钾、硒、镁、钠、膳食纤维平均每人每天摄入量分别为 406.8μg、36.7mg、0.8mg、0.7mg、13.9mg、75.5mg、328.3mg、20.2mg、9.9mg、1 474.1mg、40.7μg、251.8mg、5 681.4mg、9.9g。18~59 岁成年人维生素 E、烟酸、铁、锌和钠的平均摄入量，均是农村高于城市；硫胺素、核黄素、膳食纤维，城市和农村平均摄入量基本相近；其他维生素和矿物质的平均摄入量均为城市高于农村（表 2-4，附表 2-16）。

（5）60 岁及以上成年人主要维生素及矿物质摄入量：60 岁及以上成年人视黄醇当量、维生素 E、硫胺素、核黄素、烟酸、维生素 C、钙、铁、锌、钾、硒、镁、钠、膳食纤维平均每人每天摄入量分别为 396.6μg、32.4mg、0.7mg、0.6mg、12.6mg、76.1mg、333.2mg、18.7mg、9.0mg、

1 392.6mg、35.8μg、242.5mg、5 412.1mg、9.6g。60 岁及以上成年人维生素 E、烟酸、锌和钠的平均摄入量，均是农村高于城市；硫胺素、铁、镁，城市和农村平均摄入量基本相近；其他维生素和矿物质的平均摄入量均为城市高于农村（表 2-4，附表 2-17）。

表 2-4　不同年龄人群平均每人每天主要维生素与矿物质摄入量

	3~5 岁	6~11 岁	12~17 岁	18~59 岁	≥60 岁
视黄醇当量 /μg	244.8	336.4	356.8	406.8	396.6
维生素 E /mg	21.1	29.0	37.6	36.7	32.4
硫胺素 /mg	0.5	0.7	0.8	0.8	0.7
核黄素 /mg	0.5	0.7	0.8	0.7	0.6
烟酸 /mg	8.7	11.4	14.2	13.9	12.6
维生素 C /mg	34.4	51.5	60.5	75.5	76.1
钙 /mg	216.7	293.9	342.8	328.3	333.2
铁 /mg	11.9	15.5	19.2	20.2	18.7
锌 /mg	6.3	8.0	9.8	9.9	9.0
钾 /mg	854.7	1 257.7	1 521.8	1 474.1	1 392.6
硒 /μg	23.1	34.8	41.0	40.7	35.8
镁 /mg	146.4	192.9	236.4	251.8	242.5
钠 /mg	3 832.0	4 337.1	5 230.4	5 681.4	5 412.1
膳食纤维 /g	5.0	7.4	9.2	9.9	9.6

二、膳食结构

膳食结构采用平均每标准人日结果进行描述。

（一）膳食能量的食物来源

中国居民平均每标准人日膳食能量来源于粮谷类食物、烹调油、动物性食物、薯类杂豆的比例分别为 51.5%、18.4%、17.2%、2.4%；城市居民能量来源于粮谷类、烹调油和动物性食物的比例分别为 47.0%、18.3% 和 20.3%，农村居民分别为 54.6%、18.5% 和 15.0%（图 2-7，附表 2-18）。

与 2015 年发布结果相比，中国居民能量来源于动物性食物的比例增加 2.2 个百分点，其中城乡分别增加 2.7 个百分点、2.5 个百分点，农村居民能量来源于烹调油的比例增加 2.4 个百分点（图 2-7，附表 2-18）。

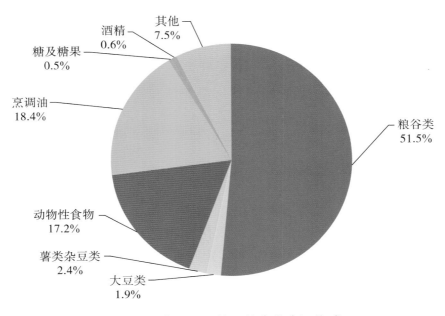

图 2-7 中国居民能量的食物来源构成

（二）蛋白质的食物来源

中国居民平均每标准人日蛋白质来源于粮谷类、动物性食物和大豆的比例分别为 46.9%、35.2%、5.9%，其中城市居民分别为 40.2%、40.5% 和 6.4%，农村居民分别为 51.5%、31.4% 和 5.6%（图 2-8，附表 2-18）。

与 2015 年发布结果相比，中国居民蛋白质来源于动物性食物的比例增加 4.5 个百分点，城市和农村分别增加 4.3 个百分点、6.0 个百分点（图 2-8，附表 2-18）。

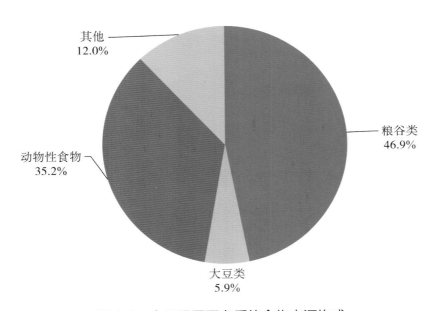

图 2-8 中国居民蛋白质的食物来源构成

（三）脂肪的食物来源

中国居民平均每标准人日脂肪来源于植物性食物和动物性食物的比例分别为 61.4% 和 38.6%。其中脂肪来源于植物油、动物油和畜肉类的比例分别为 47.7%、5.7% 和 24.3%，城市居民分别为 47.6%、2.5% 和 25.6%，农村居民分别为 47.8%、7.8% 和 23.4%（附表 2-18，附表 2-19）。

与 2015 年发布结果相比，中国居民脂肪来源于动物性食物的比例上升 2.7 个百分点（附表 2-18）。

（四）能量的三大营养素来源

中国居民平均每标准人日能量来源于碳水化合物、脂肪和蛋白质的比例分别为 53.4%、34.6% 和 12.0%（图 2-9），其中城市居民分别为 50.6%、36.4% 和 13.0%（图 2-10），农村居民分别为 55.3%、33.2% 和 11.5%（图 2-11）。

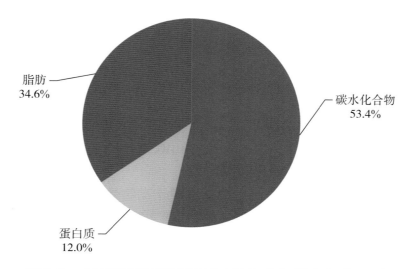

图 2-9　中国居民能量的营养素来源构成（平均每标准人日）

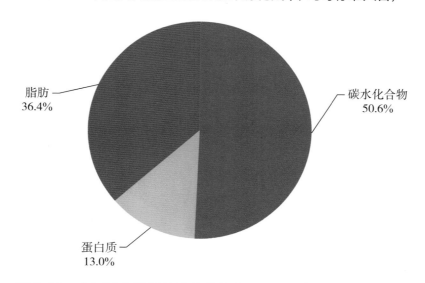

图 2-10　中国城市居民能量的营养素来源构成（平均每标准人日）

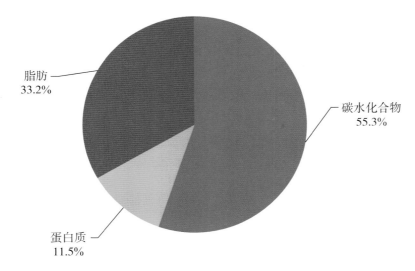

图 2-11 中国农村居民能量的营养素来源构成（平均每标准人日）

与 2015 年发布结果相比,中国居民脂肪供能比增加 1.7 个百分点,其中农村增加 3.5 个百分点,农村首次超出 30% 脂肪供能比上限(图 2-9,附表 2-18)。

三、就餐模式

(一) 进餐次数

> **每日三餐率**:指调查过去 1 周时间,每天都吃早餐、午餐、晚餐三餐的人数占调查总人数的百分比。

中国 6 岁及以上居民每日三餐率为 83.5%。其中,城乡分别为 85.4% 和 81.9%;男女分别为 83.8% 和 83.2%;6~11 岁、12~17 岁、18~44 岁、45~59 岁、60 岁及以上居民分别为 89.6%、80.0%、78.3%、81.3%、85.6%(附表 2-20)。

与 2015 年发布结果相比,每日三餐率下降 5.4 个百分点。

(二) 在外就餐

> **过去 1 周至少一次在外就餐比例**:过去 1 周至少有 1 餐在家庭以外的地点就餐或以外购食物作为三餐之一的人数占调查总人数的百分比。
>
> **经常在外就餐比例**:过去 1 周至少有 9 餐及以上在家庭以外的地点就餐或以外购食物作为三餐之一的人数占调查总人数的百分比。

中国 6 岁及以上居民中过去 1 周至少一次在外就餐的比例为 46.3%。其中,城乡分别为 52.8% 和 41.2%,男女分别为 49.6% 和 43.1%;6~11 岁、12~17 岁、18~45 岁、45~59 岁、60 岁及以上居民分别为 69.7%、84.6%、33.2%、19.8%、9.1%。

与 2015 年发布结果相比,居民过去 1 周至少一次在外就餐比例增加 10.8 个百分点,其中城乡分别增加 10.6 个百分点和 12.7 个百分点(图 2-12,附表 2-21)。

中国 6 岁及以上居民中经常在外就餐比例为 22.3%,其中城乡分别为 22.1% 和 22.4%,男女分别为 23.8% 和 20.9%;6~11 岁、12~17 岁、18~44 岁、45~59 岁、60 岁及以上居民分别为 26.6%、59.0%、12.5%、5.4%、1.4%(附表 2-22)。

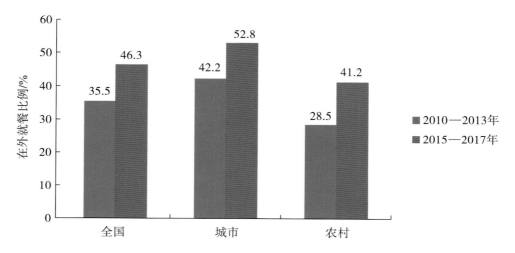

图 2-12　中国 6 岁及以上居民过去 1 周至少一餐在外就餐比例

四、婴幼儿喂养状况

(一)母乳喂养

纯母乳喂养:指 6 月龄以下婴儿只吃母乳,不再提供水(不含能量)、其他液体或者固体食物,但不包括口服补液盐、维生素、矿物质或者药物的滴剂 / 糖浆。

中国 6 月龄以下婴儿的纯母乳喂养率为 34.1%,城市、农村均为 34.1%。4 月龄以下婴儿的纯母乳喂养率为 43.6%,4~6 月龄婴儿的纯母乳喂养率为 24.8%。

与 2015 年发布结果相比,6 月龄以下婴儿的纯母乳喂养率上升 13.3 个百分点,其中城乡分别上升 15.7 个百分点、10.5 个百分点(图 2-13,附表 2-23)。

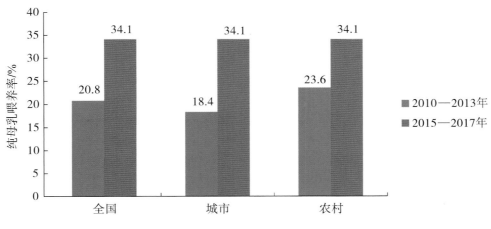

图 2-13　中国 6 月龄以下婴儿纯母乳喂养率

（二）辅食添加

辅食添加率：按照 2008 年版 WHO《婴幼儿喂养评估指标》，调查的 6~8 月龄婴幼儿中开始添加固体、半固体或软烂食物的人数占调查总人数的比例。

中国 6~8 月龄婴幼儿辅食添加率为 75.4%，其中城乡分别为 80.1%、70.9%；男、女童分别为 75.5%、75.3%（图 2-14）。

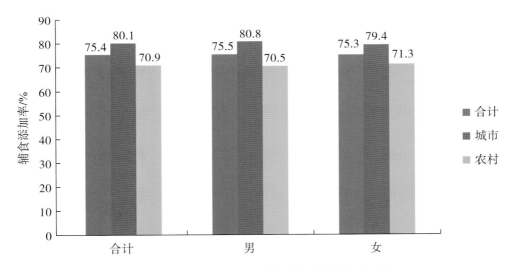

图 2-14　中国 6~8 月龄婴幼儿辅食添加率

第三章 体格状况与营养不良

 一、体格状况

（一）身高

1. 18 岁及以上居民身高 中国 18 岁及以上成年男女的平均身高分别为 167.8cm 和 156.3cm，其中城市男女分别为 169.0cm 和 157.4cm，农村男女分别为 166.6cm 和 155.2cm；18~44 岁、45~59 岁和 60 岁及以上男性平均身高分别为 169.7cm、166.4cm 和 163.3cm，女性分别为 158.0cm、155.7cm 和 151.9cm（图 3-1，附表 3-1）。

与 2015 年发布结果相比，中国 18 岁及以上成年男女平均身高分别增加 0.7cm 和 0.5cm（图 3-1）。其中，18~44 岁组分别增加 1.2cm 和 0.8cm（附表 3-1）。

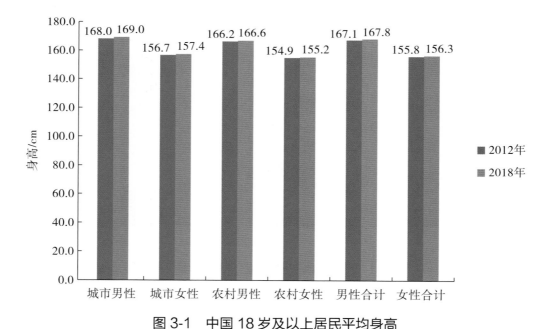

图 3-1 中国 18 岁及以上居民平均身高

2. 6~17 岁儿童青少年身高

中国 6~17 岁儿童青少年身高如表 3-1 所示，城市各年龄段男童、女童均高于农村。

与 2015 年发布结果相比,城乡 6~17 岁儿童青少年各年龄组身高总体均有增长,男童和女童各年龄组身高平均分别增加 1.6cm 和 1cm。

与既往历次调查 / 监测结果相比,在过去近 30 年里,中国城乡 6~17 岁儿童青少年各年龄组身高均呈增长趋势(图 3-2~图 3-5,附表 3-2)。

表 3-1　中国城乡 6~17 岁儿童平均身高　　　　　单位:cm

年龄 / 岁	全国		城市		农村	
	男童	女童	男童	女童	男童	女童
6~	121.4	120.3	122.2	121.4	120.8	119.5
7~	125.3	124.0	126.9	125.6	124.1	122.8
8~	131.0	129.5	132.1	131.0	130.1	128.4
9~	135.9	135.5	138.2	137.8	134.1	133.5
10~	140.5	141.8	143.2	144.3	138.7	140.1
11~	146.4	148.0	149.9	150.5	144.1	146.4
12~	153.0	153.4	156.1	155.6	150.5	151.4
13~	160.6	156.0	163.5	158.7	157.6	153.5
14~	164.4	156.9	166.3	158.3	162.9	155.9
15~	170.1	159.2	171.3	160.2	168.6	158.0
16~	171.4	159.5	172.3	160.3	170.4	158.5
17~	171.8	159.1	173.2	160.1	170.3	157.9

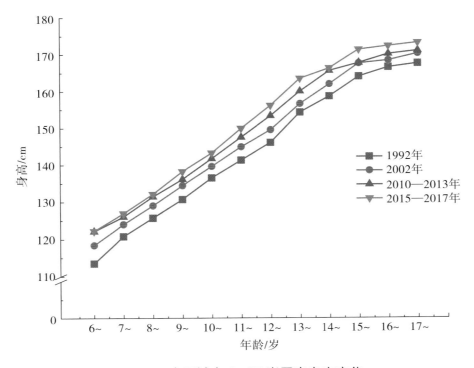

图 3-2　中国城市 6~17 岁男童身高变化

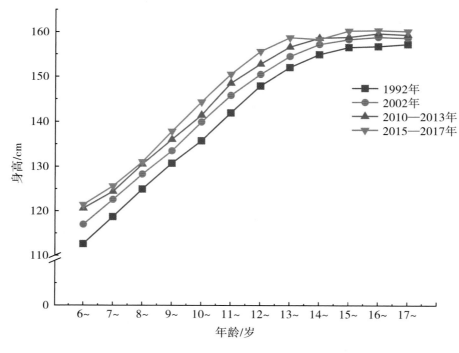

图 3-3   中国城市 6~17 岁女童身高变化

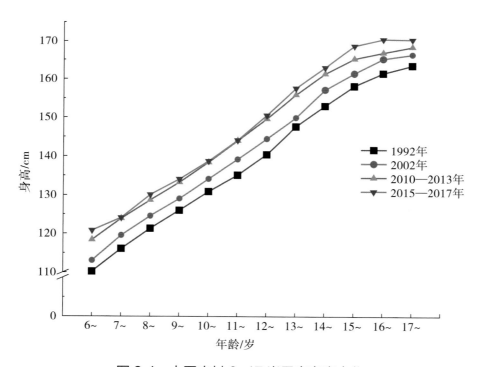

图 3-4   中国农村 6~17 岁男童身高变化

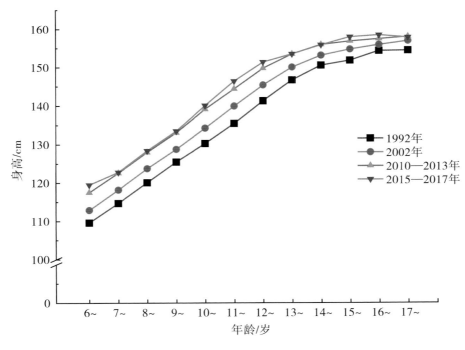

图 3-5 中国农村 6~17 岁女童身高变化

3. 6 岁以下(不含 6 岁)儿童身高 / 身长

中国 6 岁以下儿童按不同月龄 / 月龄组的身长 / 身高如表 3-2 所示,同一月龄 / 月龄段的男童高于女童,城市高于农村,且随年龄增长,城乡间男女童身长 / 身高差距加大。

与 2015 年发布结果相比,中国城乡 6 岁以下儿童各月龄组的身高均有增长,农村增长幅度高于城市(图 3-6、图 3-7,附表 3-3)。

表 3-2 中国城乡 6 岁以下儿童平均身高 / 身长 单位:cm

月龄 / 月	全国合计		城市		农村	
	男童	女童	男童	女童	男童	女童
6	69.8	67.9	69.9	68.0	69.7	67.8
12	76.3	75.6	76.7	76.0	75.9	75.3
23	85.8	85.9	86.2	86.8	85.5	85.3
24~	91.6	90.5	92.7	91.6	90.8	89.7
36~	99.9	98.5	100.9	99.7	99.1	97.7
48~	106.5	105.6	107.5	106.7	105.8	104.8
60~71.9	113.1	111.9	114.4	113.3	112.0	110.9

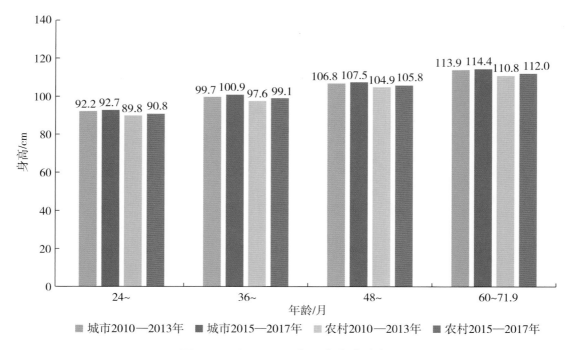

图 3-6　中国 2~5 岁男童身高变化

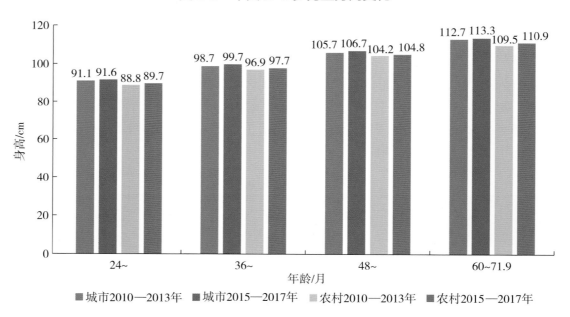

图 3-7　中国 2~5 岁女童身高变化

（二）体重

1. 18 岁及以上居民体重

中国 18 岁及以上成年男女的平均体重分别为 69.6kg、59.0kg，其中城市男女分别为 71.6kg、59.4kg，农村男女分别为 67.5kg、58.5kg（附表 3-4）。18~44 岁、45~59 岁和 60 岁及以上男性分别为 71.3kg、69.5kg 和 64.0kg，女性分别为 58.8kg、60.8kg 和 56.7kg（图 3-8，附表 3-4）。

与 2015 年发布结果相比，中国 18 岁及以上男女居民平均体重分别增加 3.4kg、1.7kg（图 3-8）。

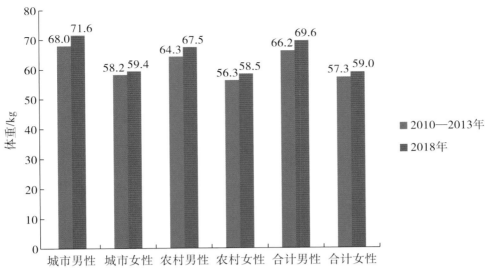

图 3-8　中国 18 岁及以上居民平均体重

2. 6~17 岁儿童青少年体重

中国 6~17 岁儿童青少年体重如表 3-3 所示,各年龄段男童均高于女童,城市高于农村。与 2015 年发布结果相比,6~17 岁男女童平均体重分别增加 1.4kg 和 0.6kg。

与既往调查 / 监测结果相比,在过去近 30 年里,中国城乡 6~17 岁儿童青少年各年龄组体重总体上均有不同程度增加(图 3-9~ 图 3-12,附表 3-5)。

表 3-3　中国城乡 6~17 岁儿童平均体重　　　　　　　单位:kg

年龄 / 岁	全国合计		城市		农村	
	男童	女童	男童	女童	男童	女童
6~	23.6	22.2	24.2	22.9	23.1	21.7
7~	25.5	24.0	26.8	24.9	24.6	23.3
8~	28.9	27.1	30.1	28.3	28.1	26.3
9~	32.2	30.3	34.0	31.8	30.8	29.0
10~	35.2	34.5	37.7	36.2	33.5	33.3
11~	39.7	39.2	43.4	41.4	37.3	37.8
12~	44.7	44.1	48.0	46.2	42.0	42.1
13~	51.5	47.1	55.7	49.1	47.2	45.3
14~	53.9	48.9	56.7	50.8	51.6	47.5
15~	60.6	52.9	63.0	54.1	57.7	51.5
16~	62.5	53.2	64.6	54.3	60.1	51.8
17~	62.3	52.5	64.7	52.8	59.7	52.1

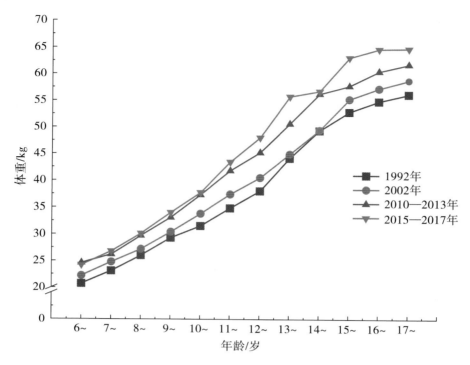

图 3-9　中国城市 6~17 岁男童体重变化

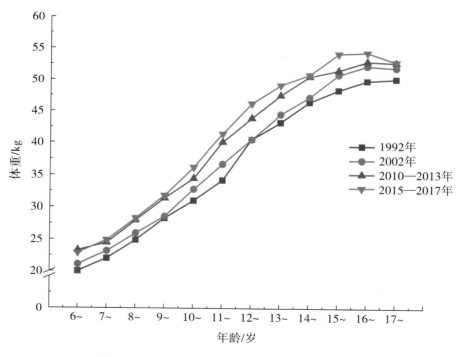

图 3-10　中国城市 6~17 岁女童体重变化

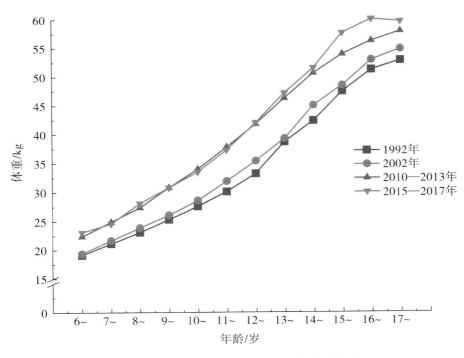

图 3-11　中国农村 6~17 岁男童体重变化

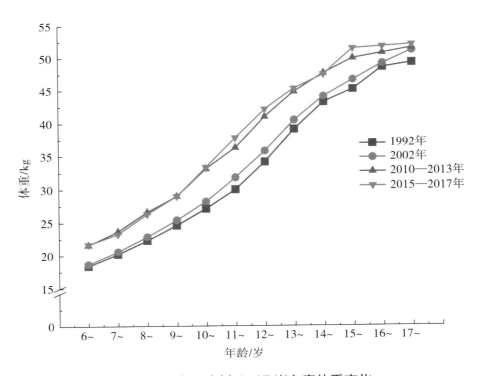

图 3-12　中国农村 6~17 岁女童体重变化

3. 6岁以下(不含6岁)儿童体重

中国6岁以下儿童体重如表3-4所示。中国6月龄男女童的体重分别为8.9kg、8.2kg；12月龄男女童的体重分别为10.4kg、9.8kg；23月龄男女童的体重分别为12.2kg、12.2kg。总体来看,中国6岁以下儿童各月龄组的体重均呈现男童高于女童、城市高于农村,随年龄增长城乡间男女童体重差距大。

与2015年发布结果相比,中国6岁以下城市男童和农村男童、女童各月龄组的体重均有增长,农村男女儿童体重增长幅度高于城市(图3-13、图3-14,附表3-6)。

表3-4 中国城乡6岁以下儿童平均体重
单位:kg

月龄/月	全国合计		城市		农村	
	男童	女童	男童	女童	男童	女童
6	8.9	8.2	8.9	8.2	8.9	8.2
12	10.4	9.8	10.5	10.0	10.3	9.7
23	12.2	12.2	12.2	12.7	12.2	11.9
24~	13.8	13.2	14.1	13.5	13.6	13.0
36~	16.1	15.3	16.3	15.7	16.0	15.1
48~	18.0	17.3	18.4	17.6	17.8	17.1
60~71.9	20.5	19.5	21.3	20.1	19.9	19.0

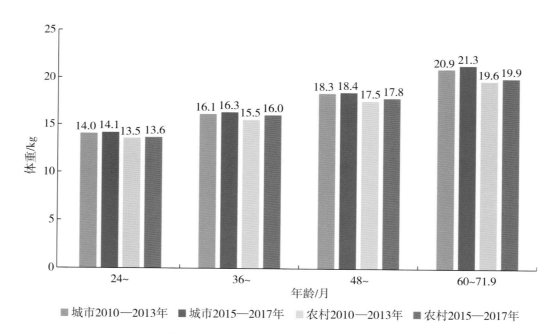

图3-13 中国2~5岁男童体重变化

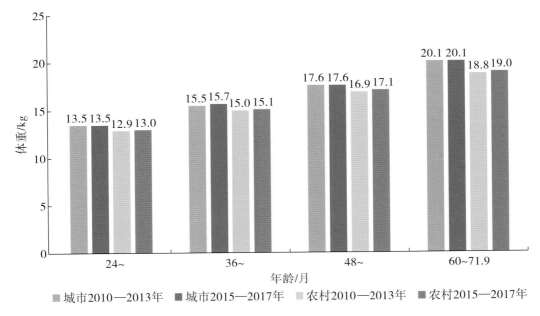

图 3-14　中国城市 2~5 岁女童体重变化

二、营养不良

(一) 营养不足

1. 18 岁及以上居民低体重营养不良

成人低体重营养不良：采用《成人体重判定标准》（WS/T 428—2013），以成人体质指数（BMI）<18.5kg/m² 为低体重营养不良。BMI= 体重（kg）/ 身高（m）²

中国 18 岁及以上成年居民低体重营养不良率为 4.2%，其中城乡分别为 4.3%、4.1%；男女分别为 3.9%、4.6%。18~44 岁、45~59 岁、60 岁及以上男性分别为 5.0%、1.3%、3.9%，女性分别为 6.2%、1.5%、3.7%（图 3-15，附表 3-7）。

与 2015 年发布结果相比，中国 18 岁及以上成年居民低体重营养不良率下降 1.8 个百分点，其中城乡分别下降 1.0、2.5 个百分点；男女分别下降 2.0、1.4 个百分点（图 3-15）。

2. 6~17 岁儿童青少年营养不足

6~17 岁儿童青少年营养不足包括生长迟缓和消瘦。

生长迟缓：主要起因于胎儿、婴儿及幼儿阶段的膳食蛋白质 - 能量摄入不足，导致身长或身高低于筛查标准的年龄别身高界值范围，属长期性营养不良。采用《学龄儿童青少年营养不良筛查》（WS/T 456—2014）标准。生长迟缓指身高低于筛查标准的年龄别身高界值范围。

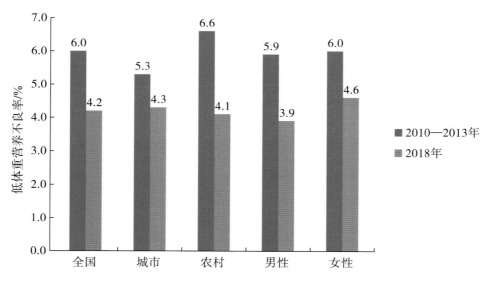

图 3-15　中国 18 岁及以上居民低体重营养不良率

中国 6~17 岁儿童青少年生长迟缓率为 1.7%,其中城乡分别为 1.0%、2.2%,男女童分别为 1.5%、1.9%(图 3-16,附表 3-8)。

与 2015 年发布结果相比,6~17 岁儿童青少年生长迟缓率下降 1.5 个百分点,其中城乡分别下降 0.5 个百分点、2.5 个百分点(附表 3-10)。

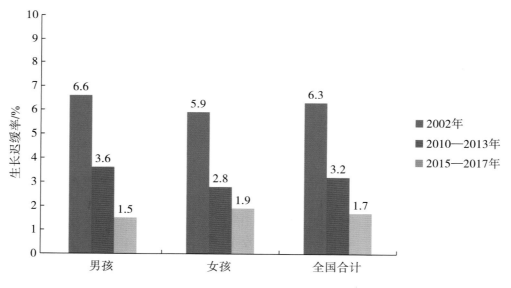

图 3-16　中国 6~17 岁儿童生长迟缓率

消瘦:属即时性营养不良,起因于现时性的膳食蛋白质 - 能量摄入不足,导致体重指数(BMI)低于筛查标准的年龄别 BMI 界值范围。采用《学龄儿童青少年营养不良筛查》(WS/T 456—2014)标准。消瘦指 BMI 低于筛查标准的年龄别 BMI 界值范围。

中国 6~17 岁儿童青少年消瘦率为 8.7%,其中城乡分别为 8.1%、9.3%,男女童分别为 10.2%、7.0%(图 3-17,附表 3-9)。

与 2015 年发布结果相比,中国 6~17 岁儿童青少年消瘦率无明显变化(附表 3-10)。

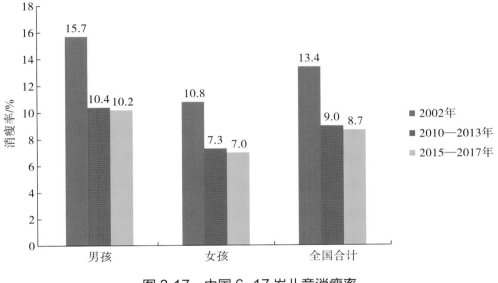

图 3-17　中国 6~17 岁儿童消瘦率

3. 6 岁以下(不含 6 岁)儿童营养不足

6 岁以下儿童营养不足包括生长迟缓、低体重和消瘦。

生长迟缓:5 岁以下儿童(不足 60 月龄者)采用 WHO 2006 年生长发育标准,5 岁儿童(60~71.9 月龄)采用 WHO 2007 年生长发育标准,年龄别身高/身长 Z 评分(HAZ)<-2 为生长迟缓。

中国 6 岁以下儿童生长迟缓率为 4.8%,其中城乡分别为 3.5%、5.8%,男女童分别为 5.4%、4.2%(图 3-18,附表 3-11)。

与 2015 年发布结果相比,中国 6 岁以下儿童生长迟缓率下降 3.3 个百分点,其中城乡分别下降 0.7 个百分点、5.5 个百分点(附表 3-14)。

低体重:5 岁以下儿童(不足 60 月龄者)采用 WHO 2006 年生长发育标准,5 岁儿童(60~71.9 月龄)采用 WHO 2007 年生长发育标准,年龄别体重 Z 评分(WAZ)<-2 为低体重。

中国 6 岁以下儿童低体重率为 2.0%,其中城乡分别为 1.5%、2.4%,男女童分别为 2.1%、1.9%(图 3-19,附表 3-12)。

与 2015 年发布结果相比,中国 6 岁以下儿童低体重率下降 0.5 个百分点,城乡分别下降 0.2 个百分点、0.8 个百分点(附表 3-14)。

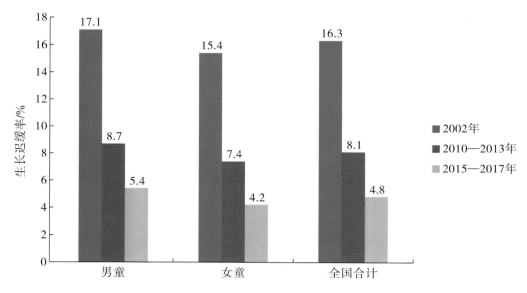

图 3-18　中国 6 岁以下儿童生长迟缓率

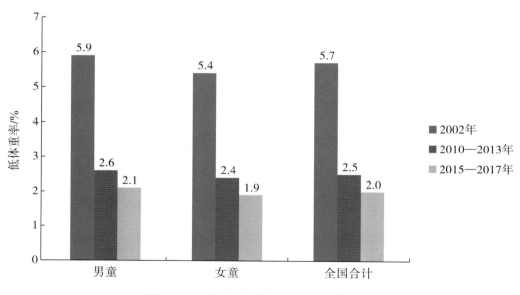

图 3-19　中国 6 岁以下儿童低体重率

> **消瘦**：5 岁以下儿童（不足 60 月龄者）采用 WHO 2006 年生长发育标准，5 岁儿童（60~71.9 月龄）采用 WHO 2007 年生长发育标准，5 岁以下采用身高别体重 Z 评分（WHZ）<-2 为消瘦，5 岁采用年龄别 BMIZ 评分 <-2 为消瘦。

　　中国 6 岁以下儿童消瘦率为 2.0%，其中城乡分别为 1.7%、2.2%，男女童均为 2.0%（图 3-20，附表 3-13）。

　　与 2015 年发布结果相比，中国 6 岁以下儿童消瘦率无明显变化（附表 3-14）。

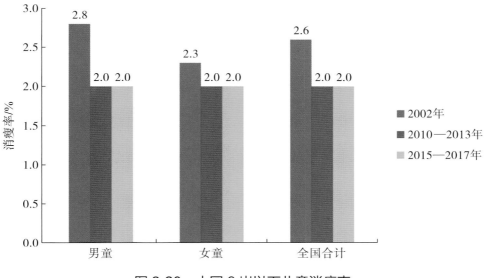

图 3-20　中国 6 岁以下儿童消瘦率

（二）贫血及微量营养素缺乏

1. 贫血状况

贫血判定：参照《人群贫血筛查方法》(WS/T 441—2013)[a] 判定贫血，血红蛋白值参考值见表 1，海拔高度调整参数见表 2。

表 1　血红蛋白参考值

年龄	血红蛋白界值 /(g·L⁻¹)
6~59 月龄儿童	110
5~11 岁儿童	115
12~14 岁儿童	120
15 岁及以上男性	130
15 岁及以上女性	120
孕妇	110

表 2　海拔调整参数

海拔高度 /m	血红蛋白界值增加量 /(g·L⁻¹)
<1 000	0
1 000~	+2
1 500~	+5
2 000~	+8
2 500~	+13
3 000~	+19
3 500~	+27
4 000~	+35
4 500~	+45

儿童贫血轻中重度诊断标准 [b]/(g·L⁻¹)

儿童人群	轻度	中度	重度
6~59 月龄	100~109	70~99	<70
5~11 岁	110~114	80~109	<80

注 [a]：该标准与 WHO 2011 年人群贫血判定标准一致。[b]：儿童贫血轻中重度诊断标准无国内标准，采用 WHO 2011 年人群贫血判定标准。

（1）18 岁及以上居民血红蛋白水平及贫血率：中国 18 岁及以上成年居民的平均血红蛋白水平为 145.9g/L，其中城乡均为 145.9g/L，男女分别为 157.4g/L、134.5g/L（附表 3-15）。

中国 18 岁及以上成年居民贫血率为 8.7%，其中城乡分别为 7.8%、9.7%；男女分别为 4.2%、13.2%；18~44 岁、45~59 岁、60 岁及以上男性居民分别为 2.6%、4.0%、10.1%；18~44 岁、45~59 岁、60 岁及以上女性分别为 14.5%、11.7%、11.2%（图 3-21，附表 3-16）。

与 2015 年发布结果相比，中国 18 岁及以上成年居民贫血率下降 1.7 个百分点，其中城乡分别下降 2.6 个百分点、1.6 个百分点；男女分别下降 3.1 个百分点、0.4 个百分点（图 3-21，附表 3-16）。

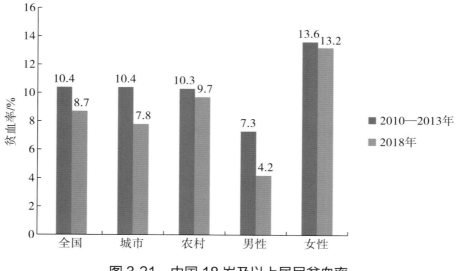

图 3-21　中国 18 岁及以上居民贫血率

（2）6~17 岁儿童青少年血红蛋白水平及贫血率：中国 6~11 岁儿童平均血红蛋白水平为 133.2g/L，其中城乡分别为 134.4g/L、132.3g/L；男女童分别为 133.4g/L、133.0g/L（附表 3-17）。

中国 6~11 岁儿童贫血率为 4.4%，其中城乡分别为 3.5%、5.0%，男女童分别为 4.2%、4.5%（图 3-22，附表 3-18）。

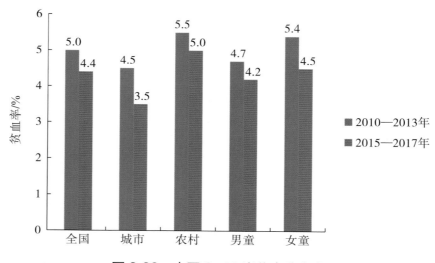

图 3-22　中国 6~11 岁儿童贫血率

与 2015 年发布结果相比,6~11 岁儿童青少年贫血率下降 0.6 个百分点,其中城乡分别下降 1.0 个百分点、0.5 个百分点,男女童分别下降 0.5 个百分点、0.9 个百分点(图 3-22,附表 3-18)。

12~17 岁儿童青少年平均血红蛋白水平为 142.3g/L,其中城乡分别为 143.5g/L、141.1g/L,男女童分别为 149.6g/L、134.1g/L(附表 3-17)。

12~17 岁儿童贫血率为 6.6%,其中城乡分别为 5.4%、7.8%;男女童分别为 3.3%、10.4%(图 3-23,附表 3-18)。

与 2015 年发布结果相比,12~17 岁儿童青少年贫血率下降 1.4 个百分点,其中城乡分别下降 2.5 个百分点、0.3 个百分点,男童下降 3.7 个百分点,女童增加 1.3 个百分点(图 3-23,附表 3-18)。

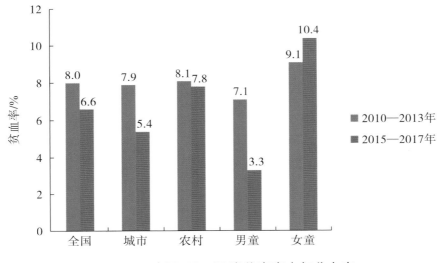

图 3-23　中国 12~17 岁儿童青少年贫血率

(3) 6 岁以下儿童血红蛋白水平及贫血率:中国 6 岁以下儿童平均血红蛋白值为 119.2g/L,其中城乡分别为 120.9g/L、118.0g/L,男女童分别为 119.2g/L、119.2g/L;0~23 月龄、24~71 月龄分别为 113.0g/L、122.2g/L(附表 3-19)。

中国 6 岁以下(不包含 6 月龄以下 *)儿童贫血率为 21.2%,其中城乡分别为 15.0%、25.6%,男女童分别为 21.5%、20.8%;2 岁以下(不包含 6 月龄以下)儿童贫血率为 36.9%,2~5 岁儿童贫血率为 15.1%(附表 3-20)。6 岁以下儿童贫血均以轻中度贫血为主,轻度贫血占 64.6%,中度贫血占 34.9%,重度贫血占 0.5%。

(4) 孕妇血红蛋白水平及贫血率:中国孕妇平均血红蛋白水平为 125.6g/L,其中城乡分别为 125.7g/L、125.4g/L。

与 2015 年发布结果相比,孕妇血红蛋白平均水平增加 2.7g/L,其中城乡分别增加 3.6g/L、1.8g/L(附表 3-21)。

中国孕妇贫血率为 13.6%,其中城乡均为 13.6%。

---

* 　注:目前国内和国际均无 6 月龄以下婴儿的贫血诊断标准。

与 2015 年发布结果相比,孕妇贫血率下降 3.6 个百分点,其中城乡分别下降 3.3、3.9 个百分点(图 3-24,附表 3-22)。

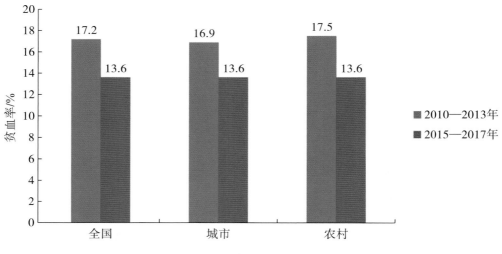

图 3-24   中国孕妇贫血率

(5)乳母血红蛋白水平及贫血率:中国乳母平均血红蛋白水平为 130.2g/L,其中城乡分别为 131.1g/L、129.6g/L(附表 3-23)。

中国乳母贫血率为 17.2%,其中城乡分别为 14.0%、19.4%。

与 2015 年发布结果相比,乳母贫血率增加 6.7 个百分点,其中城乡分别增加 4.8 个、7.9 个百分点(图 3-25,附表 3-24)。

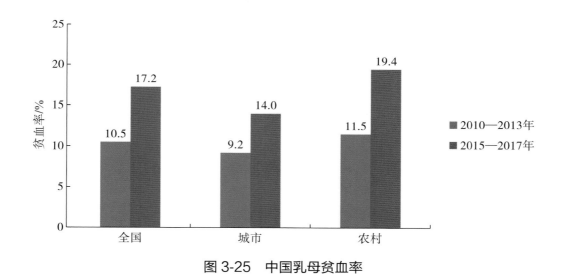

图 3-25   中国乳母贫血率

2. 微量营养素缺乏状况

(1)维生素 A(VA)营养状况

维生素 A（VA）缺乏：采用《人群维生素 A 缺乏筛查方法》（WS/T 553—2017），按血清 / 浆中视黄醇含量，以血清（浆）中视黄醇浓度 <0.2mg/L（0.7μmol/L）为维生素 A 缺乏，0.2mg/L（0.70μmol/L）≤血清（浆）中视黄醇浓度 <0.3mg/L（1.05μmol/L）为维生素 A 边缘性缺乏。

1）18 岁及以上居民血清视黄醇水平及血清维生素 A 缺乏状况：中国 18 岁及以上居民血清视黄醇水平中位数为 1.96μmol/L，其中城乡分别为 1.97μmol/L、1.95μmol/L；男女分别为 2.11μmol/L、1.83μmol/L；18~44 岁、45~59 岁、60 岁及以上分别为 1.91μmol/L、2.04μmol/L、1.94μmol/L（附表 3-25）。

中国 18 岁及以上居民维生素 A 缺乏率为 0.51%，其中城乡分别为 0.35%、0.68%；男女分别为 0.42%、0.61%；18~44 岁、45~59 岁、60 岁及以上分别为 0.48%、0.28%、0.98%（附表 3-26）。

18 岁及以上居民维生素 A 边缘缺乏率为 4.14%，其中城乡分别为 4.27%、4.00%；男女分别为 2.42%、5.89%；18~44 岁、45~59 岁、60 岁及以上分别为 4.65%、3.16%、3.81%（附表 3-27）。

2）6~17 岁儿童青少年血清视黄醇水平及血清维生素 A 缺乏状况：6~17 岁儿童青少年血清视黄醇水平中位数为 1.35μmol/L，其中城乡分别为 1.40μmol/L、1.31μmol/L；男女童分别为 1.35μmol/L、1.36μmol/L；6~11 岁、12~17 岁分别为 1.26μmol/L、1.47μmol/L（附表 3-28）。

6~17 岁儿童青少年维生素 A 缺乏率为 0.96%，其中城乡分别为 0.64%、1.24%；男女童分别为 1.08%、0.82%；6~11 岁、12~17 岁分别为 1.50%、0.46%（附表 3-29）。

6~17 岁儿童青少年维生素 A 边缘缺乏率为 14.71%，其中城乡分别为 10.91%、18.14%；男女童分别为 14.86%、14.53%；6~11 岁、12~17 岁分别为 21.15%、8.82%（附表 3-30）。

3）孕妇血清视黄醇含量及血清维生素 A 缺乏状况：孕妇血清视黄醇水平中位数为 1.68μmol/L，其中城乡分别为 1.72μmol/L、1.65μmol/L。

孕妇维生素 A 缺乏率为 0.9%，其中城乡分别为 0.8%、1.2%。

孕妇维生素 A 边缘缺乏率为 8.7%，其中城乡分别为 7.5%、10.5%。

（2）铁蛋白营养状况

低血清铁蛋白：采用《人群铁缺乏筛查方法》（WS/T 465—2015）标准，血清铁蛋白小于 25ng/ml 判定为低血清铁蛋白，同时测定超敏 C 反应蛋白 hsCRP 且结果小于 5mg/L，以排除炎症、感染等状况。

1）中国 18 岁及以上居民血清铁蛋白水平及低血清铁蛋白率：中国 18 岁及以上居民血清铁蛋白水平为 99.0ng/ml，其中城乡分别为 99.8ng/ml、98.1ng/ml；男女分别为 184.6ng/ml、53.0ng/ml；18~44 岁、45~59 岁、60 岁及以上分别为 81.7ng/ml、117.9ng/ml、150.3ng/ml（附表 3-31）。

中国 18 岁及以上居民低血清铁蛋白率为 13.3%，其中城乡分别为 13.1%、13.4%；男女分别为 2.4%、24.1%；18~44 岁、45~59 岁、60 岁及以上分别为 17.7%、9.4%、3.1%（附表 3-32）。

2）6~17 岁儿童青少年血清铁蛋白水平及低血清铁蛋白率：中国 6~17 岁儿童青少年血清铁蛋白水平为 56.6ng/ml，其中城乡分别为 57.9ng/ml、55.5ng/ml；男女童分别为 66.4ng/ml、47.3ng/ml；6~11 岁、12~17 岁分别为 60.4ng/ml、53.1ng/ml（附表 3-33）。

中国 6~17 岁儿童青少年低血清铁蛋白率为 11.2%，其中城乡分别为 11.8%、10.6%；男女童分别为 6.1%、16.9%；6~11 岁、12~17 岁分别为 5.5%、16.7%（附表 3-34）。

3）孕妇血清铁蛋白水平及低血清铁蛋白率：中国孕妇血清铁蛋白含量为 23.0ng/ml，其中城乡分别为 23.8ng/ml、21.8ng/ml（附表 3-31）。

孕妇低血清铁蛋白率为 54.4%，其中城乡分别为 53.3%、56.0%（附表 3-32）。

（三）超重肥胖

1. 18 岁及以上居民超重肥胖状况

> **超重和肥胖判定**：采用《成人体重判定》（WS/T 428—2013），以 24kg/m^2≤BMI<28kg/m^2 判断为超重，BMI≥28kg/m^2 判断为肥胖。

（1）超重率和肥胖率：中国 18 岁及以上居民超重率为 34.3%，其中城乡分别为 34.4%、34.2%，男女分别为 36.1%、32.5%，18~44 岁、45~59 岁、60 岁及以上分别为 30.4%、41.6%、36.6%（附表 3-35）。

与 2015 年发布结果相比，超重率上升 4.2 个百分点，其中城乡分别上升 2.0 个百分点、6.4 个百分点，男女分别上升 5.8 个百分点、2.6 个百分点（图 3-26）。

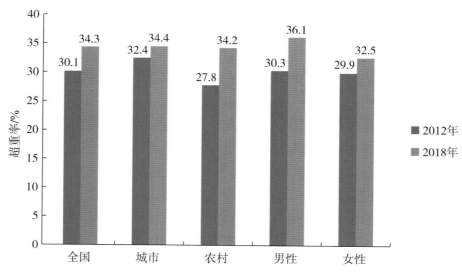

图 3-26　中国 18 岁及以上居民超重率

中国 18 岁及以上居民肥胖率为 16.4%,其中城乡分别为 17.5%、15.3%,男女分别为 18.2%、14.7%,18~44 岁、45~59 岁、60 岁及以上分别为 16.4%、18.3%、13.6%(附表 3-36)。

与 2015 年发布结果相比,中国居民肥胖率上升 4.5 个百分点,其中城乡分别上升 4.3 个百分点、4.8 个百分点,男女分别上升 6.1 个百分点、3.0 个百分点(图 3-27)。

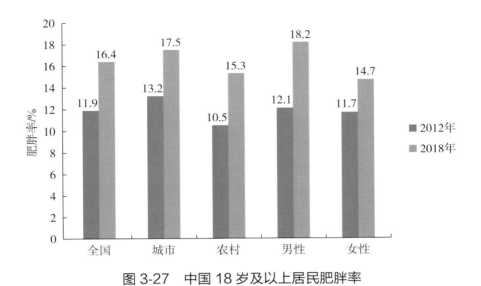

图 3-27　中国 18 岁及以上居民肥胖率

体重测量率:在调查时过去近 1 个月内测量过体重者(包括主动测量者和被动测量者)占总人群的比例。

(2) 中国 18 岁及以上居民近 1 个月内体重测量率为 59.2%,其中城乡分别为 64.2%、53.8%;男女分别为 57.2%、61.3%;18~44 岁、45~59 岁、60 岁及以上分别为 64.2%、56.3%、46.4%(图 3-28,附表 3-37)。

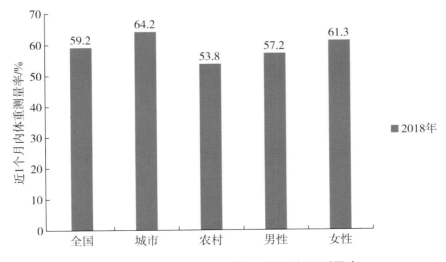

图 3-28　中国 18 岁及以上居民体重测量率

2. 6~17 岁儿童青少年超重与肥胖状况

> **6~17 岁儿童青少年超重、肥胖判定**：采用《学龄儿童青少年超重与肥胖筛查》（WS/T 586—2018），按分年龄、性别的 BMI 值判定。

中国 6~17 岁儿童青少年超重率为 11.1%，其中城乡分别为 12.9%、9.5%，男女童分别为 12.7%、9.3%（附表 3-38）。

与 2015 年发布结果调整后值*比，中国 6~17 岁儿童青少年超重率上升 0.4 个百分点，其中城乡均上升 0.5 个百分点，男女童分别上升 0.5 个百分点、0.1 个百分点（附表 3-40）。

中国 6~17 岁儿童青少年肥胖率为 7.9%，其中城乡分别为 10.3%、5.9%，男女童分别为 10.0%、5.6%（附表 3-39）。

与 2015 年发布结果调整后值相比，中国 6~17 岁儿童青少年肥胖率上升 0.3 个百分点，其中城市上升 1.0 个百分点，农村无变化，男童上升 0.8 个百分点、女童下降 0.4 个百分点（附表 3-40）。

3. 6 岁以下（不含 6 岁）儿童超重与肥胖状况

> **6 岁以下儿童超重、肥胖判定**：采用 WHO 的生长发育标准评价儿童超重或肥胖。分为两个年龄段进行判断：
> 0~4 岁儿童采用 WHO 2006 年生长发育标准，计算身高别体重 Z 评分（WHZ），以 2<WHZ≤3 为超重，WHZ>3 为肥胖；
> 5~5.9 岁儿童采用 WHO 2007 年生长发育标准，以 1<BMIZ≤2 为超重，BMIZ>2 为肥胖。

中国 6 岁以下儿童超重率为 6.8%，其中城乡分别为 6.9%、6.7%，男女童分别为 8.0%、5.4%（附表 3-41）。

与 2015 年发布结果相比，中国 6 岁以下儿童超重率下降 1.6 个百分点，其中城乡分别下降 1.5 个百分点、1.7 个百分点，男女童分别下降 1.4 个百分点、1.8 个百分点（图 3-29，附表 3-43）。

中国 6 岁以下儿童肥胖率为 3.6%，其中城乡分别为 3.4%、3.7%，男女童分别为 4.2%、2.7%（图 3-30，附表 3-42）。

与 2015 年发布结果相比，中国 6 岁以下儿童肥胖率上升 0.5 个百分点，其中城乡分别上升 0.1 个百分点、0.8 个百分点，男女童分别上升 0.6 个百分点、0.2 个百分点（图 3-30，附表 3-43）。

---

* 注：由于 2015 年发布的 6~17 岁儿童青少年超重率和肥胖率数据采用《中国学龄儿童少年超重和肥胖预防与控制指南》中分年龄性别的 BMI 超重肥胖判定标准，为保证与 2020 年发布结果的可比性，本《报告》使用最新的《学龄儿童青少年超重与肥胖筛查》（WS/T 586—2018）对 2015 年发布结果进行调整，使用调整后值与本次发布的数据进行比较。下同。

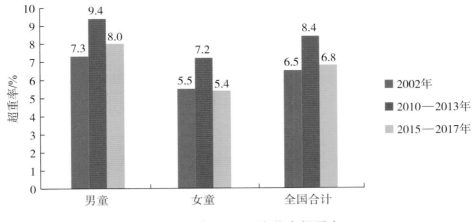

图 3-29　中国 0~5 岁儿童超重率

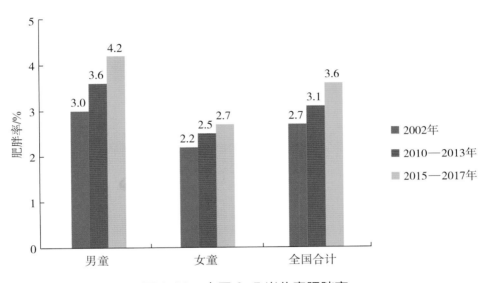

图 3-30　中国 0~5 岁儿童肥胖率

第四章 慢性病相关危险因素

一、膳食因素

（一）膳食脂肪供能比

膳食脂肪供能比：指由脂肪提供的能量占膳食总能量的百分比。

根据中华人民共和国卫生行业标准《中国居民膳食营养素参考摄入量 第 1 部分：宏量营养素》（WS/T 578.1—2017），脂肪供能比推荐值范围为 20%~30%，30% 为脂肪供能比上限值。

中国居民平均每标准人日脂肪供能比为 34.6%，其中城市为 36.4%，农村为 33.2%，农村首次超出 30% 的脂肪供能比上限（附表 2-18）。

与 1992 年、2002 年、2010—2013 年调查结果相比，脂肪供能比呈逐年增加趋势（图 4-1）。

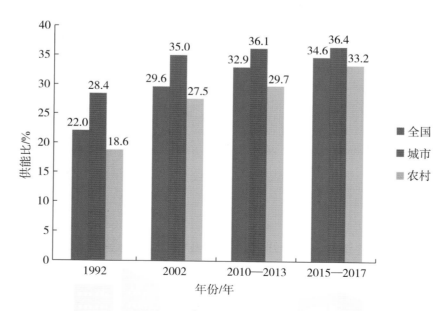

图 4-1 中国居民脂肪供能比

居民脂肪供能比超过 30% 上限的人数比例为 63.6%，其中城市为 71.7%、农村为 59.0%。

(二) 烹调油摄入

不同年龄人群烹调油摄入量推荐值参照《中国居民膳食指南 (2016)》，具体见下表。

不同年龄人群烹调油摄入量推荐值

年龄 / 岁	2~3	4~6	7~10	11~13	14~17	18~64	≥65
推荐值 /(g·d^{-1})	15~20	20~25	20~25	25~30	25~30	25~30	25~30

中国居民平均每标准人日烹调油摄入量为 43.2g，其中城市为 42.0g，农村为 44.1g (附表 2-1)。

与 1992 年、2002 年和 2010—2013 年调查结果相比，烹调油摄入量逐年增加 (图 4-2)。

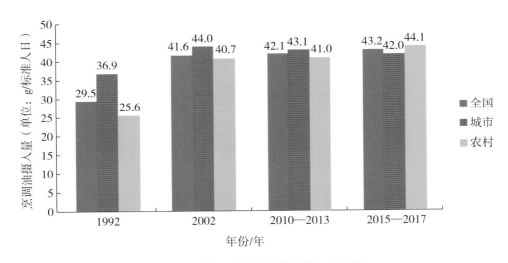

图 4-2　中国居民烹调油摄入量变化

中国居民平均每标准人日来源于烹调油的脂肪占膳食脂肪总量的 53.4%，其中城市为 50.1%，农村为 55.6% (附表 2-19)。

与《中国居民膳食指南 (2016)》推荐值相比，2~3 岁、4~6 岁、7~10 岁、11~13 岁、14~17 岁、18~64 岁和 65 岁及以上人群烹调油超过推荐值上限的人数比例分别为 51.6%、45.0%、58.2%、56.6%、59.1%、59.2% 和 48.8%。

(三) 烹调盐摄入

不同年龄人群食盐摄入量推荐值参照《中国居民膳食指南 (2016)》，具体见下表。

年龄 / 岁	2~3	4~6	7~10	11~13	14~17	18~64	≥65
推荐值 /(g·d⁻¹)	<2	<3	<4	<6	<6	<6	<5

中国居民平均每标准人日烹调盐摄入量为 9.3g,城乡分别为 8.9g、9.6g(附表 2-1)。

与 1992 年、2002 年和 2010—2013 年调查结果相比,烹调盐摄入量呈逐年下降趋势(图 4-3)。

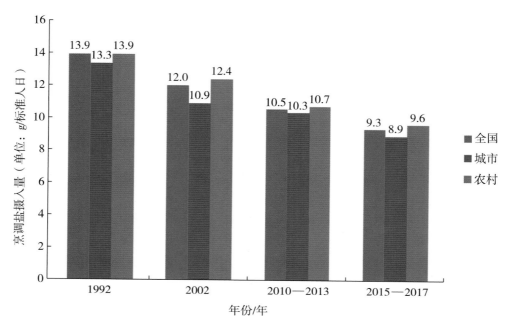

图 4-3　中国居民烹调盐摄入量变化

与《中国居民膳食指南(2016)》推荐值相比,2~3 岁、4~6 岁、7~10 岁、11~13 岁、14~17 岁、18~64 岁和 65 岁及以上人群烹调盐超出推荐值上限的人数比例分别为 92.1%、81.7%、76.8%、63.1%、69.0%、68.1% 和 71.8%。

(四)蔬菜水果摄入

不同年龄人群蔬菜和水果摄入量推荐值参照《中国居民膳食指南(2016)》,具体见下表。

年龄 / 岁	2~3	4~6	7~10	11~13	14~17	18~64	≥65
蔬菜 /(g·d⁻¹)	200~250	250~300	300	400~450	450~500	300~500	300~450
水果 /(g·d⁻¹)	100~150	150	150~200	200~300	300~350	200~350	200~300

中国居民平均每标准人日蔬菜摄入量为 265.9g。

参照《中国居民膳食指南(2016)》不同人群推荐值,蔬菜摄入量低于推荐值 50% 的人数比例为 30.2%(附表 4-1)。

中国居民平均每标准人日水果摄入量为 38.1g。

参照《中国居民膳食指南(2016)》不同人群推荐值,水果摄入量低于推荐值 50% 的人数比例为 87.1%(附表 4-1)。

(五)含糖饮料饮用

含糖饮料:包括含有添加糖的果蔬饮料、碳酸饮料、茶饮料、含乳饮料、植物蛋白和谷物饮料、功能饮料、咖啡等饮料。

经常饮用:指每日饮用至少一次,或者虽非每日饮用但每周饮用 5 次及以上。

中国 6~17 岁儿童青少年含糖饮料经常饮用率为 18.9%,其中城乡分别为 21.2%、16.7%,男女童分别为 20.4%、17.3%。6~11 岁、12~17 岁分别为 13.3%、26.0%(图 4-4,附表 4-2)。

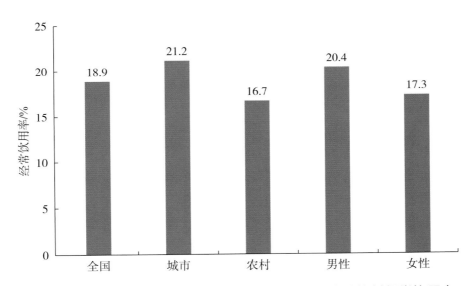

图 4-4　2016—2017 年中国 6~17 岁儿童青少年含糖饮料经常饮用率

二、烟草使用

(一)15 岁及以上人群现在吸烟率

15 岁及以上人群现在吸烟率:现在吸烟及 / 或使用无烟烟草制品者占 15 岁及以上调查人群的比例。

中国 15 岁及以上人群现在吸烟率为 26.6%，其中城市为 25.1%、农村为 28.9%；男性为 50.5%、女性为 2.1%。

与 2015 年调查结果相比，中国 15 岁及以上人群现在吸烟率下降 1.1 个百分点，男女分别下降 1.6 个百分点、0.6 个百分点（图 4-5）。

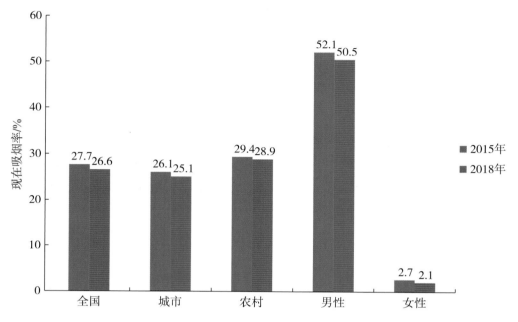

图 4-5　中国 15 岁及以上人群现在吸烟率

（二）青少年现在吸烟率

青少年现在吸卷烟率：指过去 30 天内吸过卷烟的青少年的比例。

中国初中学生现在吸卷烟率为 3.9%，其中城乡分别为 2.3%、4.8%；男女生分别为 5.8%、1.8%。高中学生现在吸卷烟率为 8.6%，其中城乡分别为 8.2%、8.9%；男女生分别为 14.8%、2.0%（图 4-6）。

与 2014 年调查结果相比，中国初中生现在吸卷烟率下降 2.0 个百分点，其中男生下降 4.1 个百分点，女生上升 0.2 个百分点（图 4-6）。

（三）二手烟暴露率

二手烟暴露：指非吸烟者每周至少有 1 天曾暴露于烟草烟雾。

中国 15 岁及以上非吸烟者二手烟暴露率为 68.1%，其中城乡分别为 68.4%、67.7%；男女分别为 73.3%、65.4%。与 2010 年调查结果相比，二手烟暴露率下降 4.3 个百分点。

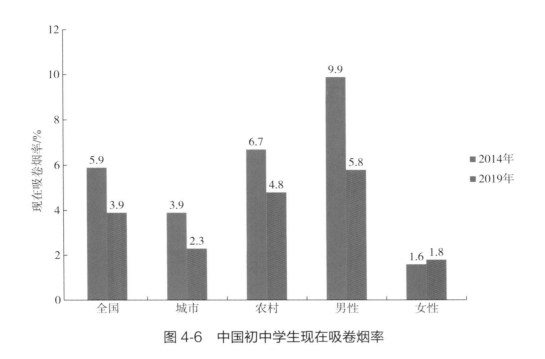

图 4-6　中国初中学生现在吸卷烟率

调查人群在过去 30 天内在家庭中看到有人吸烟(包括闻到烟味或看到烟头)的比例为 44.9%,在室内工作场所为 50.9%,在公共交通工具为 12.9%。与 2015 年调查结果相比,中国 15 岁及以上人群在家庭中看到有人吸烟的比例下降 12.2 个百分点,在室内工作场所下降 3.4 个百分点,在公共交通工具下降 3.5 个百分点(图 4-7)。

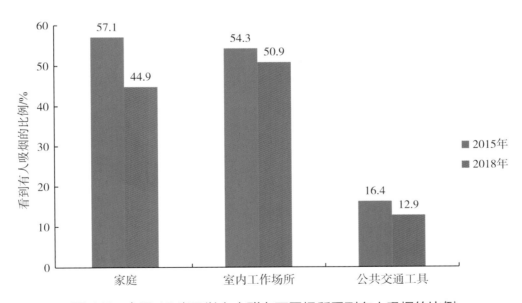

图 4-7　中国 15 岁及以上人群在不同场所看到有人吸烟的比例

三、酒精摄入

（一）酒精摄入量

中国 18 岁及以上居民平均每人每年酒精摄入量 *（将各种酒类折合为纯酒精体积）为 3.4L，其中城乡分别为 2.9L、3.8L，男女分别为 6.3L、0.3L；18~44 岁、45~59 岁和 60 岁及以上男性分别为 4.8L、9.1L 和 7.4L，女性分别为 0.3L、0.4L 和 0.5L。

与 2015 年发布结果相比，中国 18 岁及以上居民的平均每人每年酒精摄入量增加 0.4L，其中城乡分别增加 0.2L、0.6L；男性增加 0.7L，女性无变化（图 4-8，附表 4-3）。

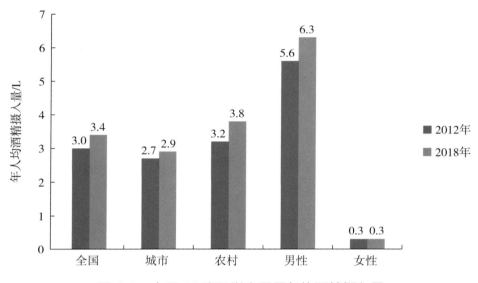

图 4-8　中国 18 岁及以上居民年均酒精摄入量

（二）30 天内饮酒率

> **30 天内饮酒率**：自调查之日起过去 30 天内饮用过白酒、红酒、啤酒及其他含酒精成分的饮品者占调查总人群的比例。

中国 18 岁及以上居民 30 天内饮酒率为 28.3%，其中城乡分别为 28.6%、28.1%；男女分别为 46.2%、10.2%；18~44 岁、45~59 岁和 60 岁及以上男性分别为 45.8%、51.5% 和 39.3%，女性分别为 10.7%、10.5% 和 8.3%（图 4-9，附表 4-4）。

＊　注：酒精摄入量是采用食物频率表收集调查对象调查前 12 个月内各类酒精饮料的饮用情况，包括饮用与否、饮用频率和单次饮用量，经汇总计算后获得年纯酒精摄入体积。

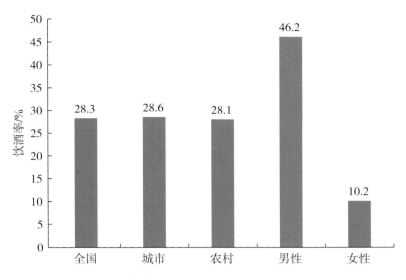

图 4-9　2018 年中国 18 岁及以上居民 30 天内饮酒率

（三）饮酒者饮酒情况

1. 经常饮酒率

> **经常饮酒率**：自调查之日起过去 12 个月内曾饮酒的人群中，每周 5 天或 5 天以上曾饮酒者所占的比例。

中国 18 岁及以上饮酒者经常饮酒率为 19.9%，其中城乡分别为 16.0%、24.5%；男女分别为 23.9%、7.2%；18~44 岁、45~59 岁和 60 岁及以上男性经常饮酒率分别为 13.1%、35.1% 和 49.5%，女性分别为 2.8%、9.6% 和 24.9%（图 4-10，附表 4-5）。

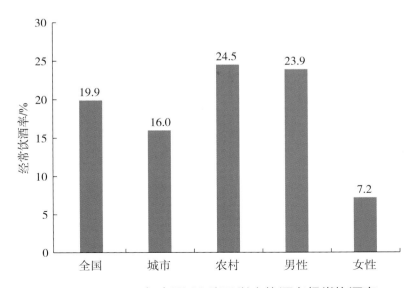

图 4-10　2018 年中国 18 岁及以上饮酒者经常饮酒率

2. 有害饮酒率

> **有害饮酒**：参考 2000 年 WHO 的《监测酒精消费及相关危害国际指南》(*International guide for monitoring alcohol consumption and related harm*)，将男性平均每天摄入 61g 及以上纯酒精的饮酒行为、女性平均每天摄入 41g 及以上纯酒精判断为有害饮酒。

中国 18 岁及以上饮酒者有害饮酒率为 8.6%，其中城乡分别为 6.9%、10.5%；男女分别为 10.7%、1.6%；18~44 岁、45~59 岁和 60 岁及以上男性有害饮酒率分别为 6.9%、15.7% 和 18.0%，女性分别为 0.8%、2.3% 和 4.9%（图 4-11，附表 4-6）。

与 2015 年发布结果相比，中国 18 岁及以上饮酒者有害饮酒率下降 0.7 个百分点，其中城市降低 0.6 个百分点，农村增加 0.3 个百分点；男女均降低 0.4 个百分点（图 4-11，附表 4-6）。

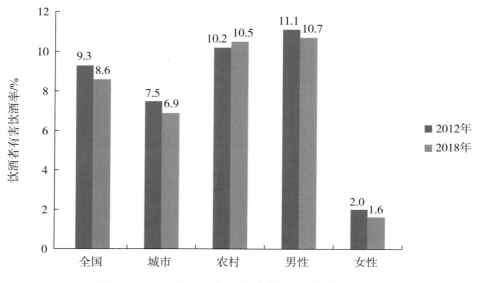

图 4-11　中国 18 岁及以上饮酒者有害饮酒率

四、身体活动

（一）成人身体活动状况

1. 成人身体活动不足率

> **成人身体活动不足** *：参考 WHO 2020 年《身体活动和久坐行为指南》(*Guidelines on Physical Activity and Sedentary Behaviour*)，将通常 1 周内中等强度活动的总时间不足 150 分钟或高强度活动时间不足 75 分钟或中等和高强度两种活动相当量累计不足 150 分钟，判断为身体活动不足。
>
> ＊本次调查采用全球身体活动问卷（GPAQ），单次不足 10 分钟的中高强度身体活动未计入在内。

中国 18 岁及以上居民身体活动不足率为 22.3%,其中城乡分别为 22.0%、22.6%;男女分别为 24.4%、20.2%;18~44 岁、45~59 岁和 60 岁及以上男性身体活动不足率分别为 26.2%、21.1% 和 23.5%,女性分别为 21.6%、15.2% 和 22.8%(图 4-12,附表 4-7)。

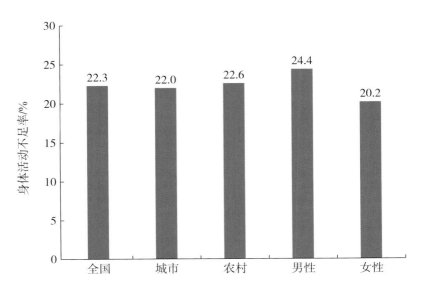

图 4-12 2018 年中国 18 岁及以上居民身体活动不足率

2. 成人业余静态行为时间

业余静态行为:包括职业工作以外看电视、用手机、用电脑(含平板电脑)、阅读书报等行为。

中国 18 岁及以上居民平均每天业余静态行为时间为 3.2 小时,其中城乡分别为 3.7h/d、2.7h/d;男女分别为 3.3h/d、3.1h/d;18~44 岁、45~59 岁和 60 岁及以上男性平均每天业余静态行为时间分别为 3.9h/d、2.7h/d 和 2.3h/d,女性分别为 3.7h/d、2.4h/d 和 1.9h/d(图 4-13,附表4-8)。

(二) 6~17 岁儿童青少年身体活动状况

儿童青少年身体活动不足:参照 WHO 2020 年《身体活动和久坐行为指南》(*Guidelines on Physical Activity and Sedentary Behaviour*),将儿童青少年在 1 周内平均每天进行中等或高强度身体活动不足 60 分钟,判断为身体活动不足。

1. 身体活动不足率

中国 6~17 岁儿童青少年的身体活动不足率为 86.0%,其中城乡分别为 86.1%、86.0%;男女童分别为 83.5%、88.6%;6~11 岁、12~17 岁儿童青少年的身体活动不足率分别为 85.0%、87.3%,其中男童分别为 83.4%、83.5%,女童分别为 86.6%、91.1%(图 4-14,附表 4-9)。

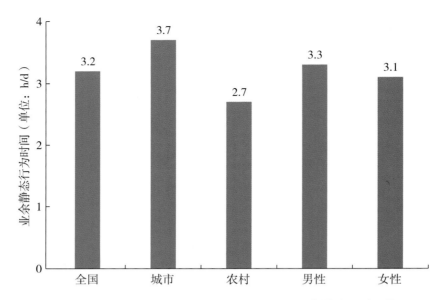

图 4-13　2018 年中国 18 岁及以上居民业余静态行为时间

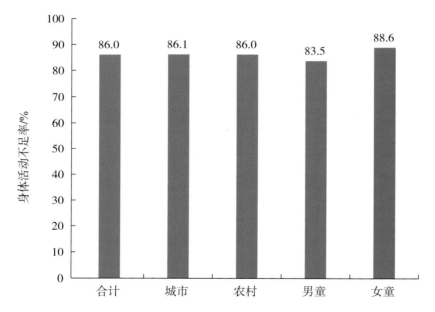

图 4-14　2016—2017 年中国 6~17 岁儿童青少年身体活动不足率

2. 业余静态行为时间

业余静态行为时间：包括除上学以外，平均每天视屏、阅读纸质书籍 / 杂志 / 报纸等的时间。

视屏时间：包括看电视或影碟，玩手机、玩电视（电子）游戏及用电脑等屏幕产品的时间。

中国 6~17 岁儿童青少年平均每天业余静态行为时间为 127min/d,其中城乡分别为 135.8min/d、119.1min/d,男 女 童 分 别 为 131.0min/d、123.1min/d,6~11 岁、12~17 岁 分 别 为 108.4min/d、151.0min/d;男童平均每天业余静态行为时间、视屏时间、阅读书籍 / 杂志 / 报纸 都略高于女童,城市儿童青少年平均每天业余静态行为时间、视屏时间、阅读书籍 / 杂志 / 报纸时间均高于农村儿童青少年(图 4-15)。

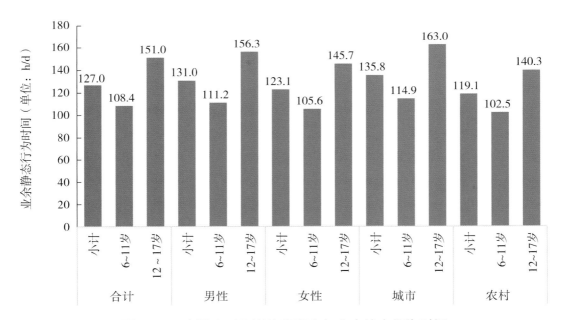

图 4-15　中国 6~17 岁儿童青少年业余静态行为时间

中国 6~17 岁儿童青少年视屏时间为 123.4min/d,阅读书籍 / 杂志 / 报纸为 29.4min/d; 看电视 / 影碟、玩手机、电视游戏、用电脑、用其他电子屏幕产品使用时间分别为 47.5min/d、31.6min/d、3.4min/d、11.5min/d、3.7min/d(附表 4-10)。

第五章 重要慢性病发病及患病状况

根据国家癌症中心全国肿瘤登记数据估算。

（一）癌症发病

1. 癌症总体发病状况

中国居民癌症年新发病例数约 406.4 万，发病率为 293.91/10 万，2000 年中国人口标化发病率（简称标化发病率）为 190.76/10 万，其中男性新发病例约 223.4 万，发病率为 315.52/10 万（标化发病率为 208.69/10 万），女性新发病例约 183.0 万，发病率为 271.23/10 万（标化发病率为 175.11/10 万），男性高于女性。男性癌症发病率前 5 位依次为肺癌、肝癌、胃癌、结直肠癌、食管癌，前 10 位癌症发病率占男性癌症发病率的 82.33%；女性癌症发病率前 5 位依次为乳腺癌、肺癌、结直肠癌、甲状腺癌和胃癌，前 10 位癌症发病率占女性癌症发病率的 78.90%（图 5-1，附表 5-1）。

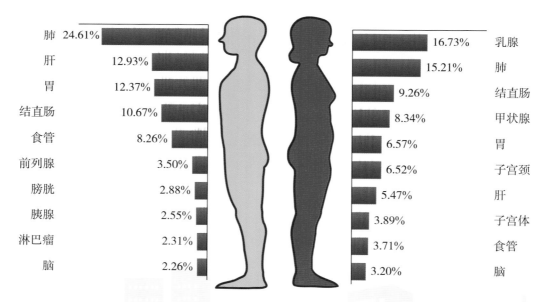

图 5-1 中国居民前 10 位癌症发病构成分布

2. 城市地区癌症发病情况

中国城市地区居民年癌症新发病例约 249.6 万, 发病率为 314.74/10 万(标化发病率为 191.82/10 万), 其中城市地区男性新发病例约 135.0 万, 发病率为 333.72/10 万(标化发病率为 209.57/10 万), 城市女性新发病例约 114.6 万, 发病率为 294.97/10 万(标化发病率为 176.44/10 万), 男性高于女性。城市男性癌症发病率前 5 位依次为肺癌、肝癌、结直肠癌、胃癌、食管癌, 前 10 位癌症发病率占男性癌症发病率的 81.41%; 城市女性癌症发病率前 5 位依次为乳腺癌、肺癌、结直肠癌、甲状腺癌和胃癌, 前 10 位癌症发病率占女性癌症发病率的 79.27%(图 5-2, 附表 5-1)。

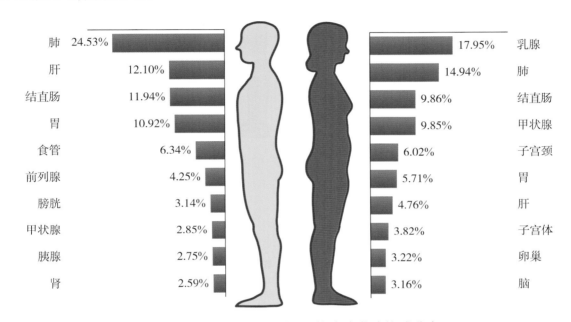

图 5-2　中国城市居民前 10 位癌症发病构成分布

3. 农村地区癌症发病情况

中国农村地区居民年癌症新发病例约 156.8 万, 发病率为 265.90/10 万(标化发病率为 178.33/10 万), 其中农村地区男性新发病例约 88.4 万, 发病率为 291.25/10 万(标化发病率为 202.97/10 万), 农村女性新发病例约 68.4 万, 发病率为 293.03/10 万(标化发病率为 155.77/10 万), 男性高于女性。农村男性癌症发病率前 5 位依次为肺癌、胃癌、肝癌、食管癌、结直肠癌, 前 10 位癌症发病率占男性癌症发病率的 85.05%; 农村女性癌症发病率前 5 位依次为肺癌、乳腺癌、结直肠癌、胃癌和子宫颈癌, 前 10 位癌症发病率占女性癌症发病率的 79.89%(图 5-3, 附表 5-1)。

(二) 时间变化趋势

肿瘤登记点连续监测的数据分析显示, 最近十年中国肿瘤登记地区男女合计的癌症发病率每年平均上升 3.79%, 其中男性平均每年上升 3.25%, 女性平均每年上升 4.46%(图 5-4)。去除人口老龄化因素后, 最近十年男女合计的癌症发病率每年平均上升 1.22%, 其中男性发病率保持平稳, 女性平均每年上升 2.43%(图 5-4)。

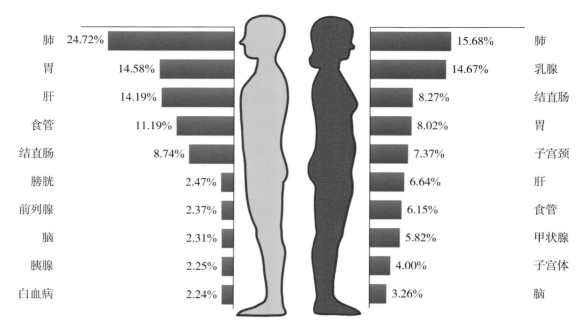

图 5-3　中国农村居民前 10 位癌症发病构成分布

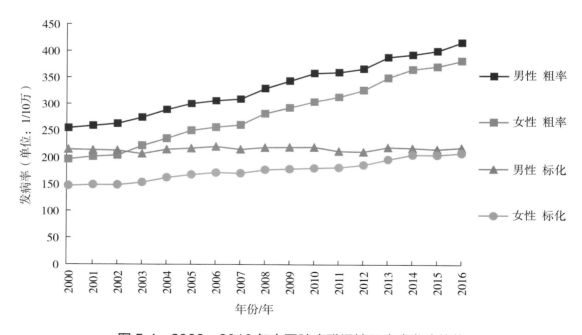

图 5-4　2000—2016 年中国肿瘤登记地区癌症发病趋势

（三）癌症患者生存情况

癌症生存率在过去的十多年里呈现逐渐上升趋势,目前我国癌症的 5 年相对生存率约为 40.50%,与 10 年前相比我国癌症生存率总体提高约 10 个百分点。甲状腺癌、乳腺癌等癌症的生存率相对较高,胰腺癌、肝癌及胆囊癌等生存率相对较低(图 5-5)。

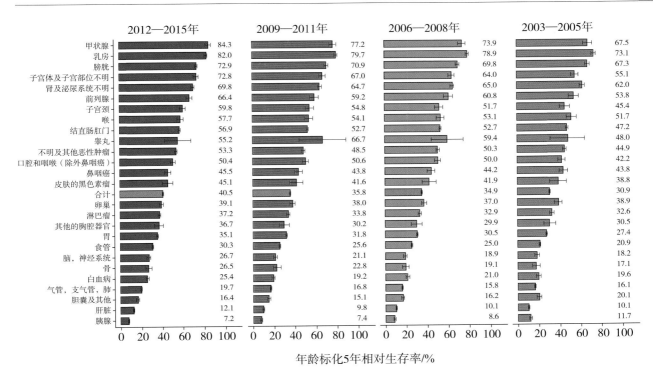

年龄标化5年相对生存率/%

图 5-5　2003—2015 年主要癌症 5 年相对生存率情况

二、高血压患病与控制状况

（一）血压水平

中国 18 岁及以上居民平均收缩压为 128mmHg、舒张压为 77mmHg，其中城市居民收缩压为 126mmHg、舒张压为 76mmHg，农村居民收缩压为 130mmHg、舒张压为 77mmHg；男性收缩压为 131mmHg、舒张压为 79mmHg，女性收缩压为 125mmHg、舒张压为 74mmHg。

（二）高血压患病率

高血压：参照《中国高血压防治指南（2018 年修订版）》，以收缩压≥140mmHg 和 / 或舒张压≥90mmHg，和 / 或近两周内服用降压药物者为高血压。

中国 18 岁及以上居民高血压患病率为 27.5%，其中城乡分别为 25.7%、29.4%；男女分别为 30.8%、24.2%；18~44 岁、45~59 岁和 60 岁及以上男性分别为 18.6%、40.5% 和 57.5%，女性分别为 8.0%、35.1% 和 61.0%（图 5-6，附表 5-2）。

与 2015 年发布结果相比，中国 18 岁及以上居民高血压患病率上升 2.3 个百分点，其中城市下降 1.1 个百分点，农村上升 5.9 个百分点；男女性分别上升 4.6 个百分点和 0.1 个百分点（图 5-6）。

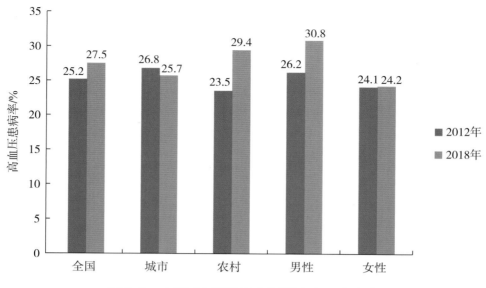

图 5-6　中国 18 岁及以上居民高血压患病率

（三）高血压患病知晓率

高血压患病知晓率：在本次调查之前即知道自己患有高血压者（已被乡镇/社区级或以上级别医院确诊）占高血压患者总数的比例。

中国 18 岁及以上居民高血压患病知晓率为 41.0%，其中城乡分别为 43.1%、39.0%；男女分别为 36.9%、46.2%；18~44 岁、45~59 岁和 60 岁及以上男性分别为 21.6%、40.1% 和 50.3%，女性分别为 24.1%、45.5% 和 56.2%（图 5-7，附表 5-3）；30 岁及以上患病知晓率为 43.2%（附表 5-4）。

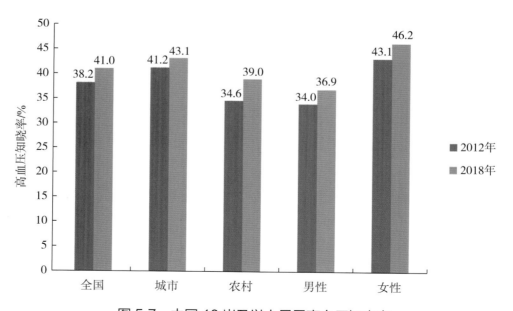

图 5-7　中国 18 岁及以上居民高血压知晓率

与2015年发布结果*相比,中国18岁及以上居民高血压患病知晓率上升2.8个百分点,其中城乡分别上升1.9个百分点、4.4个百分点;男女分别上升2.9个百分点、3.1个百分点(图5-7,附表5-3)。

(四)高血压治疗率

高血压治疗率:近两周内服用降压药物的高血压患者占高血压患者总数的比例。

中国18岁及以上居民高血压治疗率为34.9%,其中城乡分别为37.5%、32.4%;男女分别为30.8%、40.1%;18~44岁、45~59岁和60岁及以上男性分别为16.1%、33.8%和43.5%,女性分别为17.8%、38.8%和50.6%(图5-8,附表5-5)。

与2015年发布结果*相比,中国18岁及以上居民高血压治疗率上升2.1个百分点,其中城乡分别上升1.5个百分点、3.4个百分点;男女分别上升2.4个百分点、2.1个百分点(图5-8,附表5-5)。

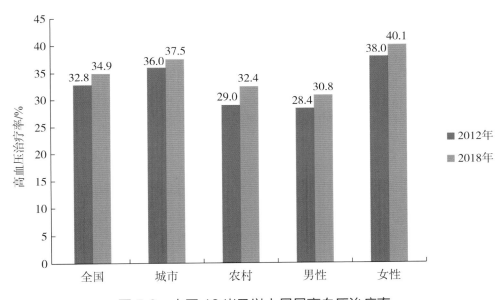

图5-8　中国18岁及以上居民高血压治疗率

(五)高血压控制率

高血压控制率:通过治疗血压水平控制在140/90mmHg以下的高血压患者占高血压患者总数的比例。

---

* 注:由于2015年发布结果采用的是未加权数据,为保证与2020年发布结果的可比性,本《报告》对2015年发布结果进行了加权调整,使用调整后值与本次发布的数据进行比较。

中国 18 岁及以上居民高血压控制率为 11.0%,其中城乡分别为 13.6%、8.5%;男女分别为 9.8%、12.5%;18~44 岁、45~59 岁和 60 岁及以上男性分别为 4.3%、11.6% 和 14.1%,女性分别为 5.5%、13.0% 和 15.0%(图 5-9,附表 5-6)。

与 2015 年发布结果 * 相比,中国 18 岁及以上居民高血压控制率上升 0.6 个百分点,其中城乡分别上升 1.1 个百分点、0.5 个百分点;男女分别上升 0.1 个百分点、1.2 个百分点(图 5-9,附表 5-6)。

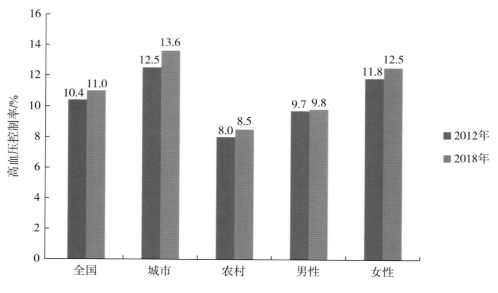

图 5-9　中国 18 岁及以上居民高血压控制率

(六)高血压治疗控制率

高血压治疗控制率: 两周内服用降压药物的高血压患者中,血压水平控制在 140/90mmHg 以下者占所有服药患者的比例。

中国 18 岁及以上居民高血压治疗控制率为 31.5%,其中城乡分别为 36.3%、26.3%;男女分别为 31.9%、31.2%;18~44 岁、45~59 岁和 60 岁及以上男性分别为 26.4%、34.2% 和 32.3%,女性分别为 31.0%、33.5% 和 29.7%(图 5-10,附表 5-7)。

与 2015 年发布结果 * 相比,中国 18 岁及以上居民高血压治疗控制率整体变化不大,其中城市上升 1.7 个百分点,农村下降 1.2 个百分点;男性下降 2.3 个百分点,女性上升 1.6 个百分点(图 5-10,附表 5-7)。

---

　*　注:由于 2015 年发布结果采用的是未加权数据,为保证与 2020 年发布结果的可比性,本《报告》对 2015 年发布结果进行了加权调整,使用调整后值与本次发布的进行比较。

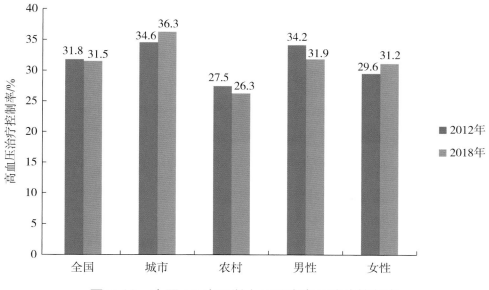

图 5-10　中国 18 岁及以上居民高血压治疗控制率

（七）血压测量率

> **血压测量率**：本次调查前未诊断为高血压的调查对象中，近 3 个月内主动或被动测量过血压者所占的比例。

中国 18 岁及以上既往未诊断为高血压的居民近 3 个月内血压测量率为 41.9%，其中城乡分别为 43.9%、39.9%；男女分别为 40.7%、43.2%；18~44 岁、45~59 岁和 60 岁及以上男性分别为 34.2%、46.9% 和 58.4%，女性分别为 36.8%、51.1% 和 59.3%（图 5-11、附表 5-8）。

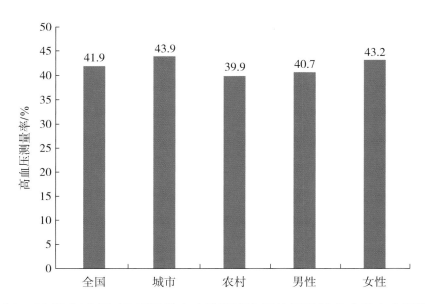

图 5-11　2018 年中国 18 岁及以上未诊断高血压的居民近 3 个月内血压测量率

中国 30 岁及以上既往未诊断为高血压的居民近 3 个月内血压测量率为 46.0%,40 岁及以上既往未诊断为高血压的居民近 3 个月内血压测量率为 50.1%。

三、糖尿病患病与控制状况

(一)空腹血糖水平

中国 18 岁及以上居民平均空腹血糖为 5.73mmol/L,其中城市为 5.72mmol/L,农村为 5.73mmol/L;男性为 5.81mmol/L,女性为 5.65mmol/L。

(二)糖尿病患病率

> **糖尿病**:空腹血糖≥7.0mmol/L 和 / 或服糖后 2 小时(OGTT-2h)血糖≥11.1mmol/L,或已被乡镇 / 社区级或以上级别医院确诊为糖尿病者。

中国 18 岁及以上居民糖尿病患病率为 11.9%,其中城乡分别为 12.6%、11.1%;男女分别为 12.9%、10.9%;18~44 岁、45~59 岁和 60 岁及以上男性分别为 7.4%、18.3% 和 23.3%,女性分别为 5.0%、13.9% 和 25.9%(图 5-12,附表 5-9)。

与 2015 年发布结果相比,中国 18 岁及以上居民糖尿病患病率上升 2.2 个百分点,其中城乡分别上升 0.3 个百分点、2.7 个百分点;男女分别上升 2.7 个百分点、1.9 个百分点(图 5-12,附表 5-9)。

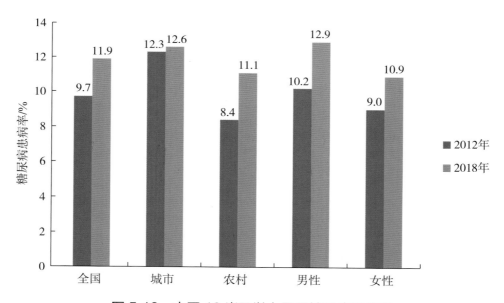

图 5-12　中国 18 岁及以上居民糖尿病患病率

（三）糖尿病患病知晓率

糖尿病患病知晓率： 在本次调查前即知道自己患有糖尿病者（已被乡镇/社区级或以上级别医院确诊）占糖尿病患者总数的比例。

中国 18 岁及以上居民糖尿病患病知晓率为 38.0%，其中城乡分别为 41.3%、33.9%；男女分别为 33.6%、43.1%；18~44 岁、45~59 岁和 60 岁及以上男性分别为 19.8%、38.9% 和 42.4%，女性分别为 28.8%、44.9% 和 50.7%（图 5-13，附表 5-10）。

与 2015 年发布结果相比，中国 18 岁及以上居民糖尿病患病知晓率上升 1.9 个百分点，其中城市下降 3.9 个百分点，农村上升 3.8 个百分点；男性下降 1.7 个百分点，女性上升 5.9 个百分点（图 5-13，附表 5-10）。

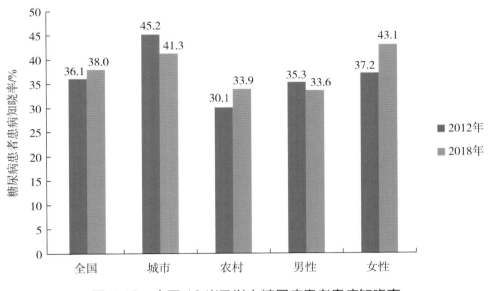

图 5-13　中国 18 岁及以上糖尿病患者患病知晓率

（四）糖尿病治疗率

糖尿病治疗率： 采取生活方式干预和/或药物治疗措施的糖尿病患者数占糖尿病患者总数的比例。

中国 18 岁及以上居民糖尿病治疗率为 34.1%，其中城乡分别为 37.5%、29.9%；男女分别为 30.0%、38.8%；18~44 岁、45~59 岁和 60 岁及以上男性分别为 17.6%、34.6% 和 38.1%，女性分别为 23.9%、41.1% 和 46.3%（图 5-14，附表 5-11）。

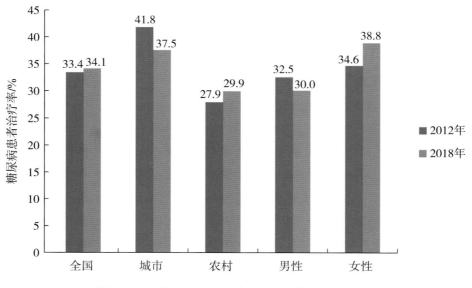

图 5-14　中国 18 岁及以上居民糖尿病治疗率

　　与 2015 年发布结果相比,中国 18 岁及以上居民糖尿病治疗率上升 0.7 个百分点,其中城市下降 4.3 个百分点,农村上升 2.0 个百分点;男性下降 2.5 个百分点,女性上升 4.2 个百分点(图 5-14,附表 5-11)。

(五)糖尿病控制率

　　糖尿病控制率:空腹血糖控制在 7.0mmol/L 及以下的糖尿病患者数占糖尿病患者总数的比例。

　　中国 18 岁及以上居民糖尿病控制率为 33.1%,其中城乡分别为 33.5%、32.5%;男女分别为 31.5%、35.0%;18~44 岁、45~59 岁和 60 岁及以上男性分别为 30.8%、27.7% 和 36.7%,女性分别为 36.0%、30.8% 和 37.7%(图 5-15,附表 5-12)。

　　与 2015 年发布结果相比,中国 18 岁及以上糖尿病居民控制率上升 2.5 个百分点,其中城乡分别上升 3.0 个百分点、1.8 个百分点;男女分别上升 2.6 个百分点、2.4 个百分点(图 5-15,附表 5-12)。

(六)糖尿病治疗控制率

　　糖尿病治疗控制率:已采取治疗控制措施(包括药物治疗和生活方式干预)的糖尿病患者中,空腹血糖控制在 7.0mmol/L 及以下者占所有糖尿病患者的比例。

　　中国 18 岁及以上居民糖尿病治疗控制率为 31.5%,其中城乡分别为 34.1%、27.6%;男女分别为 28.8%、34.0%;18~44 岁、45~59 岁和 60 岁及以上男性治疗控制率分别为 38.3%、

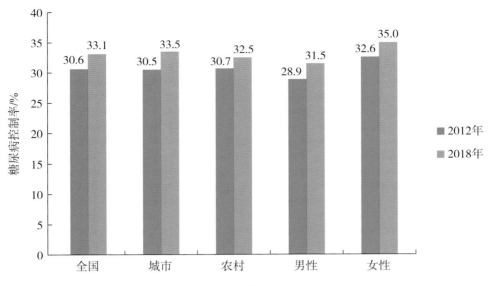

图 5-15 中国 18 岁及以上居民糖尿病控制率

24.1% 和 29.1%，女性分别为 53.5%、28.5% 和 31.7%（图 5-16，附表 5-13）。

与 2015 年发布结果相比，中国 18 岁及以上居民糖尿病治疗控制率下降 3.2 个百分点，其中城市上升 0.3 个百分点，农村下降 7.9 个百分点；男女分别下降 5.2 个百分点、1.4 个百分点（图 5-16，附表 5-13）。

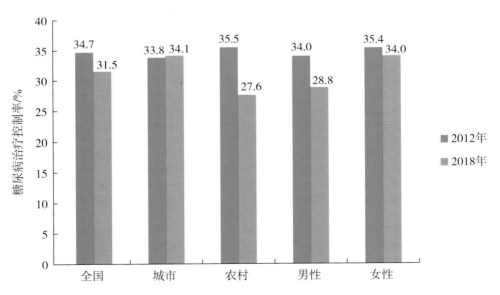

图 5-16 中国 18 岁及以上糖尿病患者治疗控制率

（七）血糖检测率

血糖检测率：本次调查前未诊断为糖尿病的调查对象中，近 12 个月内主动或被动检测过血糖者所占的比例。

中国 40 岁以上既往未诊断为糖尿病的居民近 12 个月内血糖检测率为 39.3%,其中城乡分别为 45.5%、33.8%;男女分别为 37.5%、41.2%;40~49 岁、50~59 岁、60~69 岁、70 岁及以上分别为 32.6%、37.9%、47.7%、53.9%(图 5-17,附表 5-14)。

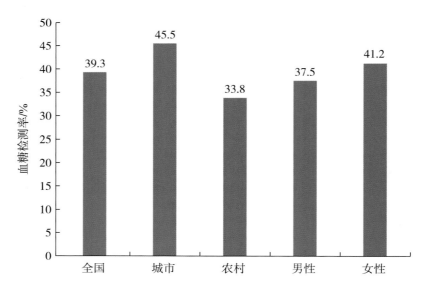

图 5-17　2018 年中国 40 岁及以上未诊断为糖尿病的居民近 12 个月内血糖检测率

四、慢性阻塞性肺疾病患病状况

(一)慢阻肺患病率

慢阻肺:调查对象在支气管舒张试验后肺功能检查中,第一秒用力呼气量(FEV1)最佳值与用力肺活量(FVC)最佳值之比小于 0.7 者。

中国 40 岁及以上居民慢阻肺患病率为 13.6 %,其中城乡分别为 12.2%、14.9%;男女分别为 19.0%、8.1%;40~49 岁、50~59 岁、60~69 岁、70 岁及以上男性分别为 9.0%、17.8%、30.4%、42.3%,女性分别为 4.0%、7.5%、11.7%、18.5%(图 5-18,附表 5-15)。

(二)慢阻肺患病知晓率

慢阻肺患病知晓率:本次调查所确定的慢阻肺患者中,在调查前已经知道自己患有慢阻肺者(既往由乡镇及以上医疗机构诊断或由肺功能检查诊断)占所有患者的比例。

中国 40 岁及以上居民慢阻肺患病知晓率为 0.9%,其中城市为 1.2%、农村为 0.7%;男性为 1.0%、女性为 0.6%(图 5-19,附表 5-16)。

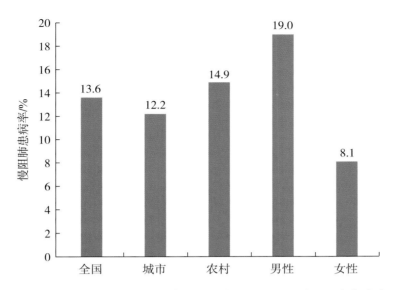

图 5-18　2014—2015 年中国 40 岁及以上居民慢阻肺患病率

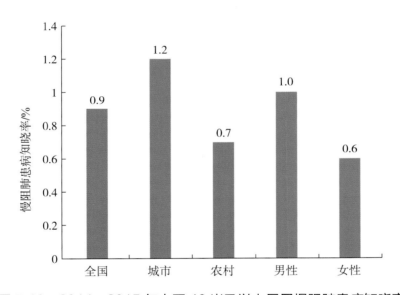

图 5-19　2014—2015 年中国 40 岁及以上居民慢阻肺患病知晓率

（三）肺功能检查率

1. 居民肺功能检查率

肺功能检查率：调查时自报既往接受过肺功能检查者占总调查人数的比例。

中国 40 岁及以上居民肺功能检查率为 4.5%，其中城市为 5.8%、农村为 3.2%；男性为 5.6%、女性为 3.3%（图 5-20，附表 5-17）。

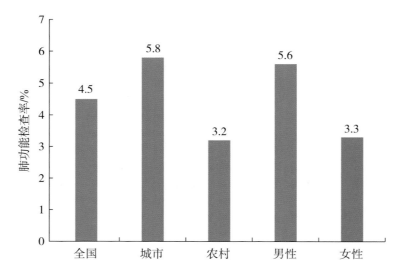

图 5-20　2014—2015 年中国 40 岁及以上居民肺功能检查率

2. 慢阻肺患者肺功能检查率

> **慢阻肺患者肺功能检查率**：本次调查所确定的慢阻肺患者中，自报既往接受过肺功能检查者占所有患者的比例。

中国 40 岁及以上慢阻肺患者肺功能检查率为 5.9%，其中城市为 8.2%、农村为 4.2%；男性为 6.1%、女性为 5.3%（图 5-21，附表 5-18）。

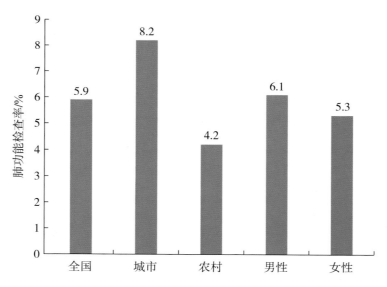

图 5-21　2014—2015 年中国 40 岁及以上慢阻肺患者肺功能检查率

五、血脂异常患病状况

(一)血脂水平

中国 18 岁及以上居民平均血清总胆固醇(TC)水平为 4.81mmol/L,其中城乡分别为 4.80mmol/L、4.82mmol/L,男女分别为 4.84mmol/L、4.74mmol/L;平均血清甘油三酯(TG)水平为 1.73mmol/L,其中城乡均为 1.73mmol/L,男女分别为 1.97mmol/L、1.50mmol/L;平均血清高密度脂蛋白胆固醇(HDL-C)水平为 1.35mmol/L,其中城乡分别为 1.33mmol/L、1.38mmol/L,男女分别为 1.27mmol/L、1.44mmol/L;平均血清低密度脂蛋白胆固醇(LDL-C)水平为 2.87mmol/L,其中城乡分别为 2.89mmol/L、2.85mmol/L,男女分别为 2.88mmol/L、2.86mmol/L。

(二)高胆固醇血症患病率

高胆固醇血症: 以血清总胆固醇水平(TC)≥6.22mmol/L,判断为高胆固醇血症。

中国 18 岁及以上居民高胆固醇血症患病率为 8.2%,其中城乡分别为 8.1%、8.3%,男女分别为 8.4%、8.0%;18~44 岁、45~59 岁和 60 岁及以上男性分别为 7.2%、10.8% 和 8.7%,女性分别为 3.8%、11.7% 和 16.6%(图 5-22,附表 5-19)。

与 2015 年发布结果相比,中国 18 岁及以上居民高胆固醇血症患病率上升 3.3 个百分点,其中城乡分别上升 2.5 个百分点、4.0 个百分点;男女分别上升 3.7 个百分点、2.9 个百分点(图 5-22,附表 5-19)。

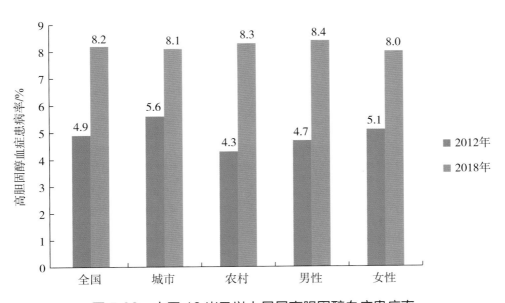

图 5-22　中国 18 岁及以上居民高胆固醇血症患病率

(三) 高甘油三酯血症患病率

高甘油三酯血症: 以血清甘油三酯水平(TG)≥2.26mmol/L,判断为高甘油三酯血症。

中国 18 岁及以上居民高甘油三酯血症患病率为 18.4%,其中城乡分别为 18.8%、17.9%;男女分别为 23.6%、13.2%;18~44 岁、45~59 岁和 60 岁及以上男性分别为 25.6%、25.5% 和 13.9%,女性分别为 8.6%、18.5% 和 20.3%(图 5-23,附表 5-20)。

与 2015 年发布结果相比,中国 18 岁及以上居民高甘油三酯血症患病率上升 5.3 个百分点,其中城乡分别上升 4.7 个百分点、5.7 个百分点;男女分别上升 6.9 个百分点、3.4 个百分点(图 5-23,附表 5-20)。

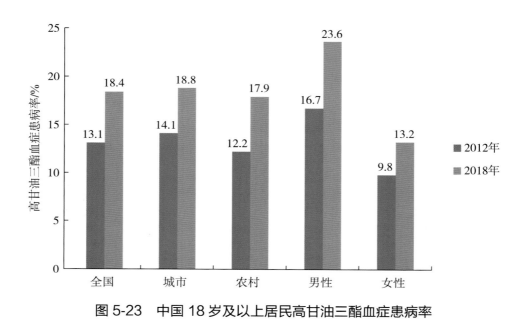

图 5-23　中国 18 岁及以上居民高甘油三酯血症患病率

(四) 低高密度脂蛋白胆固醇血症患病率

低高密度脂蛋白胆固醇血症: 以血清高密度脂蛋白胆固醇水平(HDL-C)<1.04mmol/L,判断为低高密度脂蛋白胆固醇血症。

中国 18 岁及以上居民低高密度脂蛋白胆固醇血症患病率为 20.9%,其中城乡分别为 22.3%、19.4%;男女分别为 28.9%、13.0%;18~44 岁、45~59 岁和 60 岁及以上男性分别为 32.6%、27.1% 和 18.9%,女性分别为 12.3%、14.1% 和 13.9%(图 5-24,附表 5-21)。

与 2015 年发布结果相比,中国 18 岁及以上居民低高密度脂蛋白胆固醇血症患病率下降 13.0 个百分点,其中城乡分别下降 10.5 个百分点、15.6 个百分点;男女分别下降 11.5 个

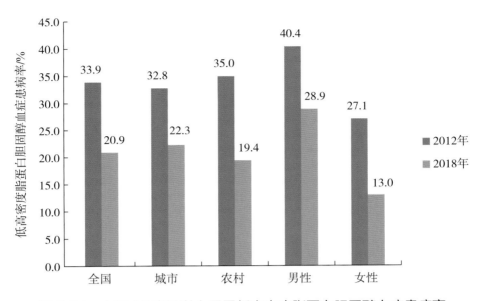

图 5-24　中国 18 岁及以上居民低高密度脂蛋白胆固醇血症患病率

百分点、14.1 个百分点（图 5-24，附表 5-21）。

（五）高低密度脂蛋白胆固醇血症患病率

高低密度脂蛋白胆固醇血症：以血清低密度脂蛋白胆固醇水平（LDL-C）≥4.14mmol/L，判断为高低密度脂蛋白胆固醇血症。

中国 18 岁及以上居民高低密度脂蛋白胆固醇血症患病率为 8.0%，其中城乡分别为 8.3%、7.7%；男女分别为 8.1%、7.8%；18~44 岁、45~59 岁和 60 岁及以上男性分别为 7.1%、9.8% 和 9.2%，女性分别为 3.9%、11.5% 和 15.5%（图 5-25，附表 5-22）。

（六）血脂异常患病率

血脂异常：调查对象有高胆固醇血症、高甘油三酯血症、高低密度脂蛋白胆固醇血症、低密度脂蛋白胆固醇血症 4 种中的任何一种即判断为血脂异常。

中国 18 岁及以上居民血脂异常患病率为 35.6%，其中城乡分别为 36.5%、34.6%；男女分别为 44.1%、27.1%；18~44 岁、45~59 岁和 60 岁及以上男性分别为 46.3%、46.0% 和 33.6%，女性分别为 20.1%、34.6% 和 39.1%（图 5-26，附表 5-23）。

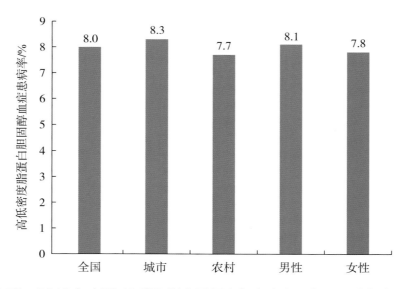

图 5-25 2018 年中国 18 岁及以上居民高低密度脂蛋白胆固醇血症患病率

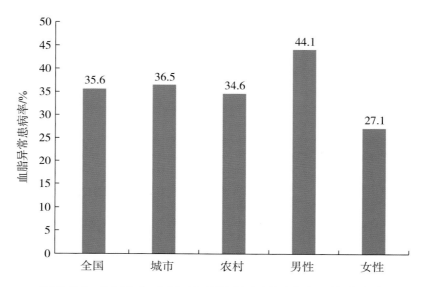

图 5-26 2018 年中国 18 岁及以上居民血脂异常患病率

（七）血脂检测率

血脂检测率：本次调查前未诊断为血脂异常的调查对象中，近 12 个月内主动或被动检测过血脂者所占的比例。

中国 40 岁及以上既往未诊断为血脂异常的居民近 12 个月内血脂检测率为 29.2%，其中城乡分别为 35.5%、23.3%；男女分别为 28.5%、30.2%；其中 40~49 岁、50~59 岁、60~69 岁、70 岁及以上分别为 24.1%、26.6%、35.3%、45.0%（图 5-27，附表 5-24）。

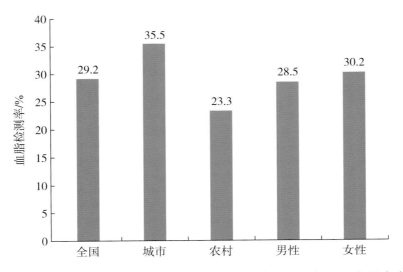

图 5-27　2018 年中国 40 岁及以上未诊断为血脂异常的居民近 12 个月内血脂检测率

六、慢性肾脏病患病状况

慢性肾脏病：参照改善全球肾脏病预后组织（KDIGO）发布的 *KDIGO 2012 Clinical Practice Guideline for the Evaluation and Management of Chronic Kidney Disease*，以肾小球滤过率（estimated glomerular filtration rate，eGFR）<60ml/（min·1.73m^2）或尿蛋白 / 肌酐比值≥30mg/g 判断为慢性肾脏病。

中国 18 岁及以上居民慢性肾脏病患病率为 8.2%，其中城乡分别为 7.9%、8.6%；男女分别为 7.7%、8.8%；18~44 岁、45~59 岁和 60 岁及以上男性分别为 4.6%、8.3% 和 17.2%，女性分别为 4.6%、8.4% 和 22.9%（图 5-28，附表 5-25）。

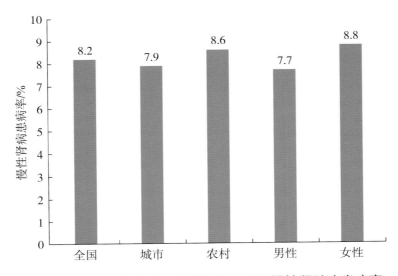

图 5-28　2018 年中国 18 岁及以上居民慢性肾脏病患病率

七、骨质疏松症患病状况

（一）骨质疏松症患病率

> **骨质疏松症：** 参照中华医学会骨质疏松和骨矿盐疾病分会《原发性骨质疏松症诊疗指南(2017)》，有以下三种情况任意一种即为骨质疏松症：①髋部或椎体脆性骨折；②经双能 X 线吸收检测法（DXA）骨密度仪测量后计算 T 值≤−2.5；③骨量低下（T 值 −1~2.5)，同时肱骨、骨盆或前臂发生脆性骨折。

中国 40 岁及以上居民骨质疏松症患病率为 12.6%，其中城乡分别为 10.9%、13.6%；男女分别为 4.4%、20.9%；40~49 岁、50~59 岁、60 岁及以上分别为 3.2%、10.2%、27.4%(图 5-29，附表 5-26)。

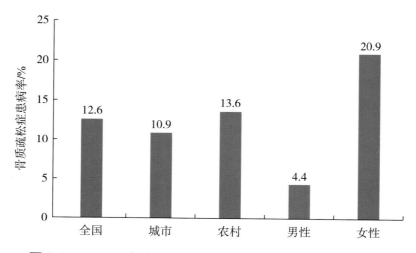

图 5-29　2018 年中国 40 岁及以上居民骨质疏松症患病率

（二）低骨量率

> **低骨量：** 参照中华医学会骨质疏松和骨矿盐疾病分会《原发性骨质疏松症诊疗指南(2017)》，经 DXA 骨密度仪测量后计算 T 值在 −1 至 −2.5 间，且未达到骨质疏松诊断标准的判定为低骨量。

我国 40 岁及以上居民低骨量率为 40.9%，其中城乡分别为 39.5%、41.6%；男女分别为 41.7%、40.0%(图 5-30、附表 5-27)。40~49 岁、50~59 岁、60 岁及以上分别为 32.9%、45.1%、47.5%(附表 5-27)。

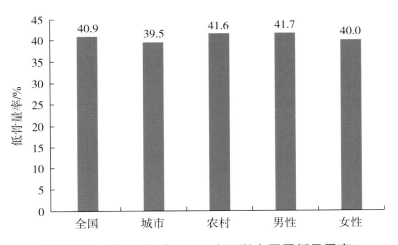

图 5-30　2018 年中国 40 岁及以上居民低骨量率

（三）骨质疏松症患病知晓率

骨质疏松症患病知晓率：在本次调查前即知道自己患有骨质疏松症者（经二级及以上医院确诊）占骨质疏松症患者总数的比例。

中国 40 岁及以上居民骨质疏松症患病知晓率为 6.4%，其中城乡分别为 10.5%、4.6%，男女分别为 3.7%、7.0%（图 5-31，附表 5-28）。40~49 岁、50~59 岁、60 岁及以上分别为 0.9%、7.7%、6.8%（附表 5-28）。

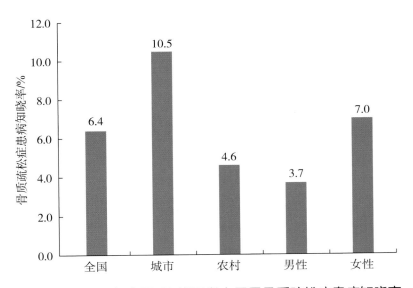

图 5-31　2018 年中国 40 岁及以上居民骨质疏松症患病知晓率

（四）骨密度检测率

> **骨密度检测率**：最近一次体检中测量过骨密度的调查对象占调查总人数的比例。

中国 40 岁及以上居民的骨密度检测率为 3.3%，其中城乡分别为 6.6%、1.6%，男女分别为 2.8%、3.8%（图 5-32，附表 5-29）。40~49 岁、50~59 岁、60 岁及以上分别为 2.7%、3.3%、4.1%（附表 5-29）。

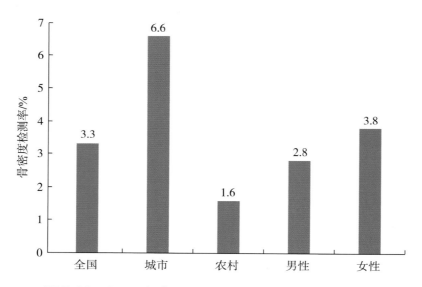

图 5-32　2018 年中国 40 岁及以上居民骨密度检测率

八、慢性消化系统疾病患病状况

（一）幽门螺杆菌现症感染率

> **幽门螺杆菌现症感染**：参照《第五次全国幽门螺杆菌感染处理共识报告》，C13 呼气试验检测阳性，即诊断为幽门螺杆菌现症感染。

中国 18~64 岁居民幽门螺杆菌现症感染率为 41.5%，其中大城市为 42.0%，中小城市为 38.9%，农村为 42.0%*；男性为 41.6%，女性为 41.4%；18~24 岁、25~34 岁、35~44 岁、45~54 岁、55~64 岁分别为 37.5%、41.7%、42.6%、42.8%、42.2%（图 5-33，附表 5-30）。

---

* 注：大城市指省会城市的主城区、市辖区常住总人口超过 500 万的城市的主城区；中小城市指市辖区常住总人口小于 500 万的城市的主城区；农村指省会城市和其他城市的非主城区，以及县和县级市，下同。

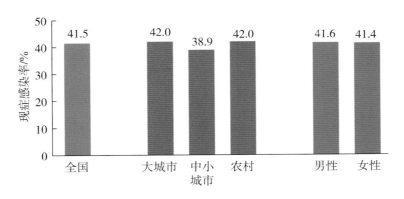

图 5-33　中国 18~64 岁居民幽门螺杆菌现症感染率

（二）胃食管反流病患病率

胃食管反流病： 参照《2020 年中国胃食管反流病专家共识》，以具有典型反流和烧心症状，频率每周 1 次及以上者，判断为胃食管反流病。

中国 18~64 岁居民胃食管反流病患病率为 10.5%，其中大城市为 9.3%，中小城市为 10.2%，农村为 10.7%；男性为 10.3%，女性为 10.8%；18~24 岁、25~34 岁、35~44 岁、45~54 岁、55~64 岁分别为 6.9%、8.6%、10.6%、12.8%、13.6%（图 5-34，附表 5-31）。

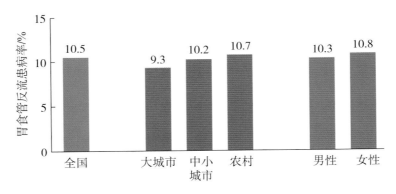

图 5-34　中国 18~64 岁居民胃食管反流病患病率

（三）消化性溃疡患病率

消化性溃疡： 参照《消化性溃疡诊断与治疗规范（2016 年，西安）》，胃酸和胃蛋白酶所致胃和十二指肠溃疡改变，以胃镜检查诊断消化性溃疡。

消化性溃疡患病率为 6.6%，其中大城市为 8.8%，中小城市为 4.8%，农村为 6.7%；男性为 7.8%，女性为 5.2%；18~24 岁、25~34 岁、35~44 岁、45~54 岁、55~64 岁分别为 5.3%、7.2%、5.9%、7.1%、7.3%（图 5-35，附表 5-32）。

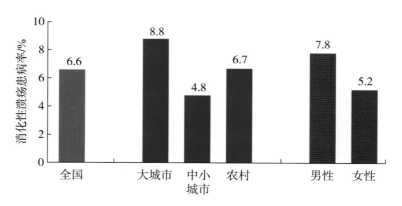

图 5-35　中国 18~64 岁居民消化性溃疡患病率

（四）胆石症患病率

胆石症：参照《中国慢性胆囊炎、胆囊结石内科诊疗共识意见(2018 年)》,以腹部超声发现胆囊结石、肝外胆管结石、肝内胆管结石诊断为胆石症。

中国 18~64 岁居民胆石症患病率为 3.6%,其中大城市为 7.1%,中小城市为 4.2%,农村为 3.1%;男性为 3.3%,女性为 3.9%;18~24 岁、25~34 岁、35~44 岁、45~54 岁、55~64 岁分别为 1.6%、2.3%、3.2%、4.6%、6.6%(图 5-36,附表 5-33)。

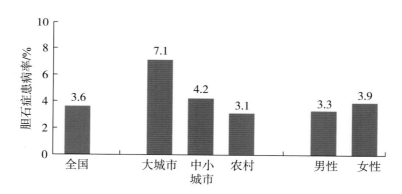

图 5-36　中国 18~64 岁居民胆石症患病率

第六章 慢性病死亡状况

一、慢性病总体死亡概况

(一)慢性病总体死亡水平

中国居民慢性病死亡率为 685.0/10 万(约死亡 957.4 万人),占全部死亡人数的 88.5%,其中,男性为 775.1/10 万(约死亡 553.0 万人)、女性为 592.1/10 万(约死亡 404.4 万人),男性高于女性;城市为 644.2/10 万、农村为 706.2/10 万,农村高于城市。因心脑血管疾病、癌症和慢性呼吸系统疾病死亡的人数占全部死亡人数的 80.7%。

(二)慢性病主要死因构成

中国居民慢性病前 10 位死因分别是心脑血管疾病、癌症、慢性呼吸系统疾病、内分泌营养代谢疾病、消化系统疾病、神经系统疾病、泌尿生殖系统疾病、精神障碍、肌肉骨骼和结缔组织疾病、血液造血免疫疾病(图 6-1)。

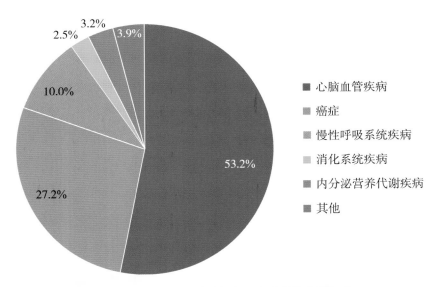

图 6-1 中国居民慢性病死亡主要死因构成

83

男性前 10 位慢性病死因分别是心脑血管疾病、癌症、慢性呼吸系统疾病、消化系统疾病、内分泌营养代谢疾病、神经系统疾病、泌尿生殖系统疾病、精神障碍疾病、肌肉骨骼和结缔组织疾病、围生期疾病(图 6-2)。

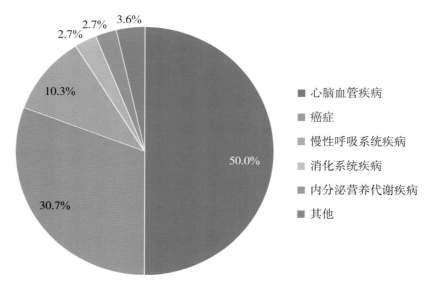

图 6-2　中国男性居民慢性病死亡主要死因构成

女性前 10 位慢性病死因分别是心脑血管疾病、癌症、慢性呼吸系统疾病、内分泌营养代谢疾病、消化系统疾病、神经系统疾病、泌尿生殖系统疾病、精神障碍疾病、肌肉骨骼和结缔组织疾病、血液造血免疫疾病(图 6-3)。

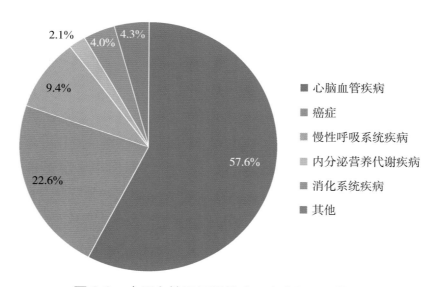

图 6-3　中国女性居民慢性病死亡主要死因构成

男性和女性慢性病死因主要区别表现在：男性消化系统疾病位次高于女性，而女性的内分泌营养代谢疾病位次高于男性。

（三）重大慢性病死亡状况

1. 心脑血管疾病死亡情况

中国居民心脑血管疾病死亡率为 364.6/10 万（约死亡 509.3 万人），其中男性为 387.6/10 万（约死亡 276.5 万人）、女性为 340.8/10 万（约死亡 232.8 万人）；城市为 331.0/10 万、农村为 381.9/10 万。

脑卒中死亡率为 171.7/10 万（约死亡 240.0 万人），其中男性为 189.6/10 万（约死亡 135.3 万人）、女性为 153.2/10 万（约死亡 104.7 万人）；城市为 149.3/10 万、农村为 183.3/10 万。

缺血性心脏病死亡率为 147.2/10 万（约死亡 205.7 万人），其中男性为 152.2/10 万（约死亡 108.6 万人）、女性为 142.1/10 万（约死亡 97.1 万人）；城市为 140.9/10 万、农村为 150.5/10 万。

2. 癌症死亡情况

中国居民癌症死亡率为 186.5/10 万（约死亡 260.9 万人），其中男性为 237.7/10 万（约死亡 169.6 万人）、女性为 133.7/10 万（约死亡 91.3 万人）；城市为 187.2/10 万、农村为 186.1/10 万。

我国男性居民癌症死亡前 10 位分别是肺癌、肝癌、胃癌、食管癌、结直肠癌、胰腺癌、口咽癌、白血病、淋巴瘤和多发性骨髓瘤、前列腺癌；女性分别是肺癌、肝癌、胃癌、结直肠癌、乳腺癌、食管癌、子宫颈癌、胰腺癌、白血病、卵巢癌。

3. 慢性呼吸系统疾病死亡情况

中国居民慢性呼吸系统疾病死亡率为 68.2/10 万（约死亡 95.3 万人），其中男性为 80.0/10 万（约死亡 57.1 万人）、女性为 55.9/10 万（约死亡 38.2 万人）；城市为 56.7/10 万、农村为 74.1/10 万。

4. 糖尿病死亡情况

中国居民糖尿病死亡率为 19.1/10 万（约死亡 26.7 万人），其中男性为 18.1/10 万（约死亡 12.9 万人）、女性为 20.2/10 万（约死亡 13.8 万人）；城市为 21.8/10 万、农村为 17.7/10 万。

（四）重大慢性病过早死亡率

中国居民因心脑血管疾病、癌症、慢性呼吸系统疾病、糖尿病四类重大慢性病导致的过早死亡率从 2015 年的 18.5% 下降至 2019 年的 16.5%，下降了 10.8%。其中，心脑血管疾病导致的过早死亡率由 2015 年的 8.9% 下降至 2019 年的 7.6%，下降了 14.6%；癌症导致的过早死亡率由 2015 年的 8.8% 下降至 2019 年的 8.2%，下降了 6.8%；慢性呼吸系统疾病导致的过早死亡率由 2015 年的 1.4% 下降至 2019 年的 1.2%，下降了 14.3%；糖尿病导致的过早死亡率由 2015 年的 0.5% 下降至 2019 年的 0.4%，下降了 20.0%（图 6-4）。

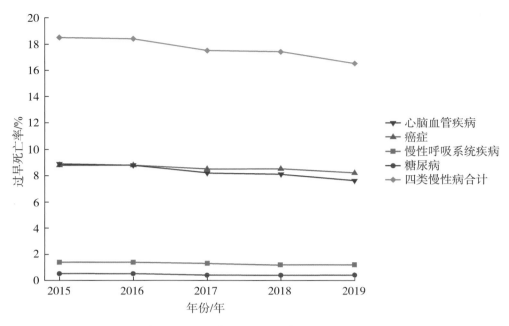

图 6-4　中国居民四类重大慢性病过早死亡率变化趋势

二、重大慢性病死亡趋势和地理分布

中国慢性病死亡总人数较 1990 年上升了 57.0%,但标化死亡率与 1990 年相比呈明显下降趋势,下降了 37.7%(图 6-5)。中国分省慢性病标化死亡率如图 6-6 所示。

(一)心脑血管疾病死亡趋势和地理分布

1990—2019 年,中国心脑血管疾病标化死亡率有所下降(图 6-7)。中国分省心脑血管疾病标化死亡率如图 6-8 所示。

1. 脑卒中

1990—2019 年,中国居民脑卒中标化死亡率总体呈下降趋势,男性显著高于女性(图6-9)。中国分省脑卒中标化死亡率如图 6-10 所示。

2. 缺血性心脏病

1990—2019 年,中国居民缺血性心脏病标化死亡率总体呈上升趋势,近年来略有下降,男性标化死亡率明显高于女性(图 6-11)。中国分省缺血性心脏病标化死亡率如图 6-12 所示。

(二)癌症死亡趋势和地理分布

1990—2019 年,中国居民癌症标化死亡率总体稳定,近年来略有下降,男性标化死亡率显著高于女性(图 6-13)。中国分省癌症标化死亡率如图 6-14 所示。

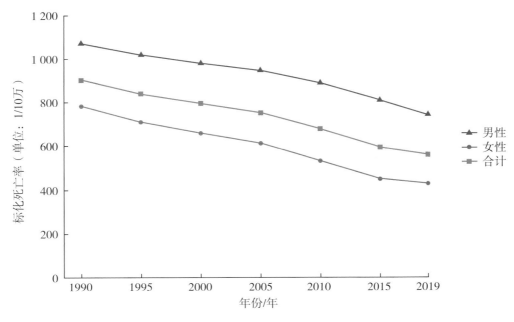

图 6-5　中国居民慢性病标化死亡率及变化

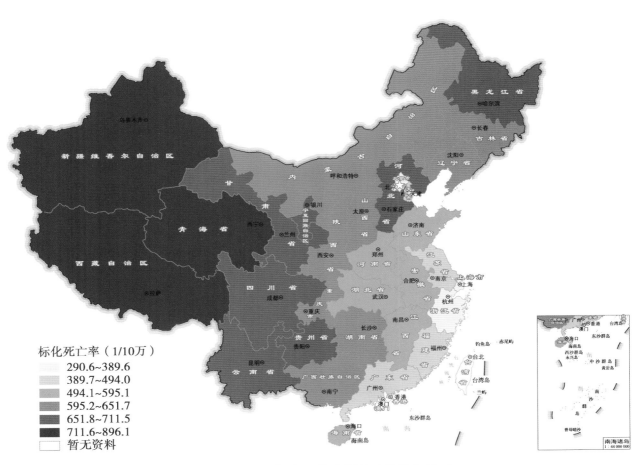

图 6-6　2019 年中国分省慢性病标化死亡率

审图号：GS（2021）2866 号

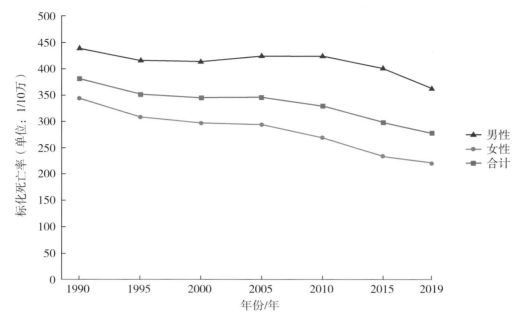

图 6-7 中国居民心脑血管疾病标化死亡率及变化

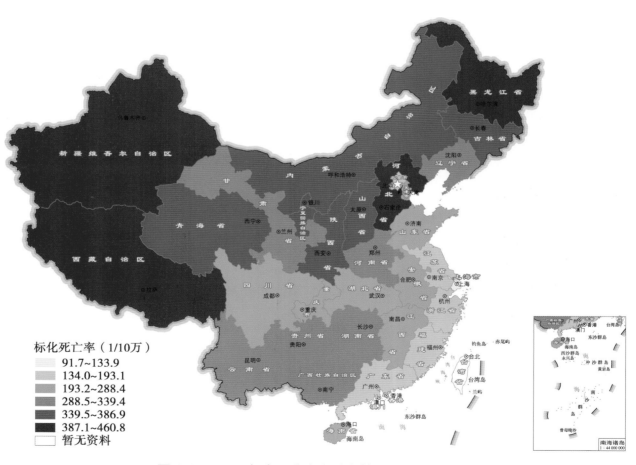

图 6-8 2019 年中国分省心脑血管疾病标化死亡率
审图号：GS（2021）2866 号

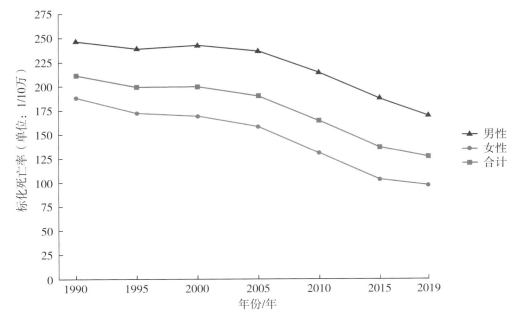

图 6-9　中国居民脑卒中标化死亡率及变化

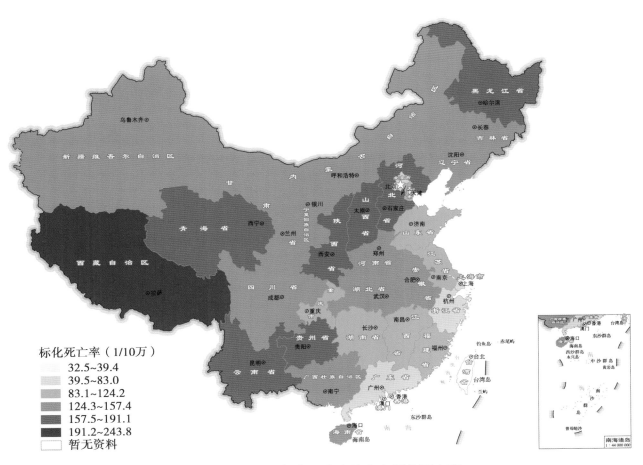

图 6-10　2019 年中国分省脑卒中标化死亡率

审图号：GS(2021)2866 号

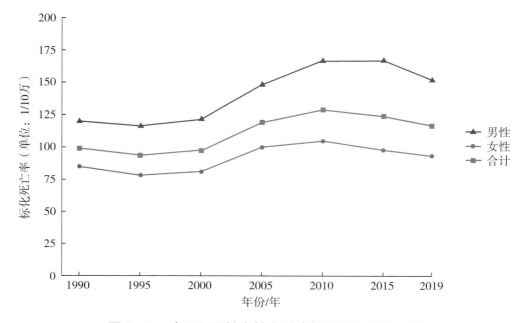

图 6-11 中国居民缺血性心脏病标化死亡率及变化

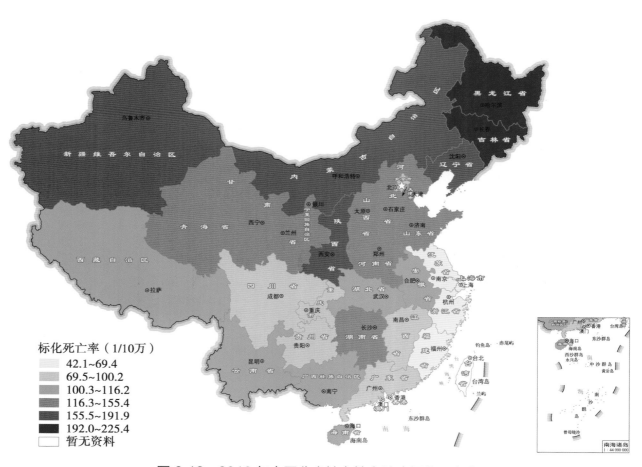

图 6-12 2019 年中国分省缺血性心脏病标化死亡率

审图号:GS(2021)2866 号

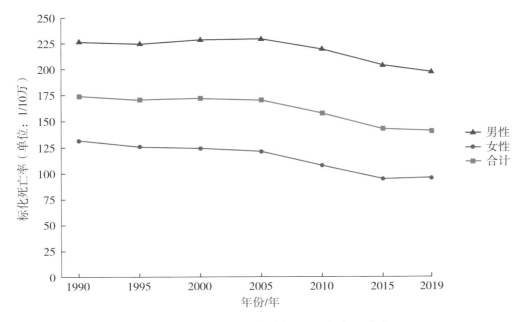

图 6-13 中国居民癌症标化死亡率及变化

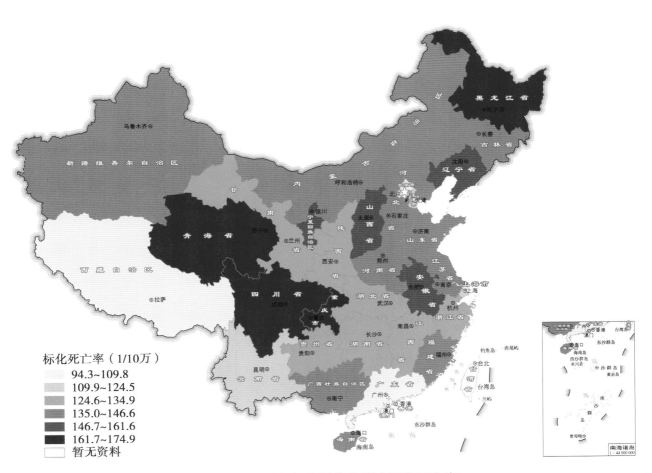

图 6-14 2019 年中国分省癌症标化死亡率

审图号：GS（2021）2866 号

1. 肺癌

1990—2019 年,中国居民肺癌标化死亡率总体呈略微上升趋势,男性显著高于女性(图 6-15)。中国分省肺癌标化死亡率如图 6-16 所示。

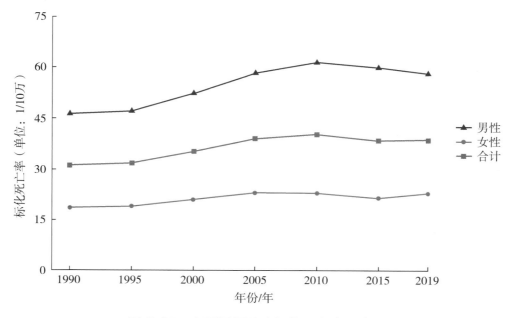

图 6-15　中国居民肺癌标化死亡率及变化

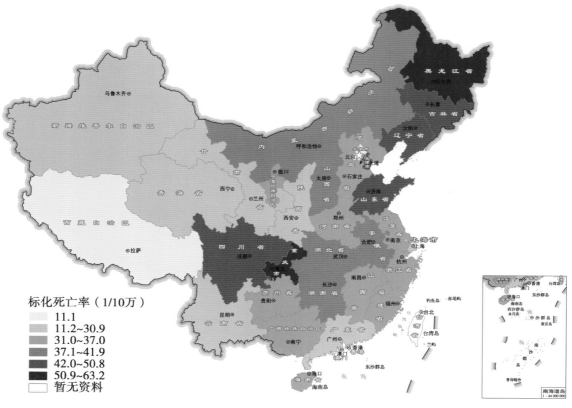

图 6-16　2019 年中国分省肺癌标化死亡率

审图号:GS(2021)2866 号

2. 肝癌

1990—2005年,中国居民肝癌标化死亡率呈明显下降趋势,2005年后基本稳定,男性标化死亡率显著高于女性(图6-17)。中国分省肝癌标化死亡率如图6-18所示。

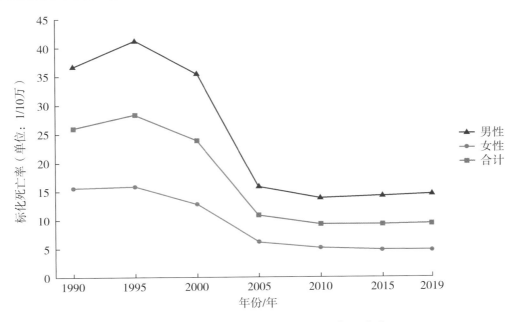

图 6-17　中国居民肝癌标化死亡率及变化

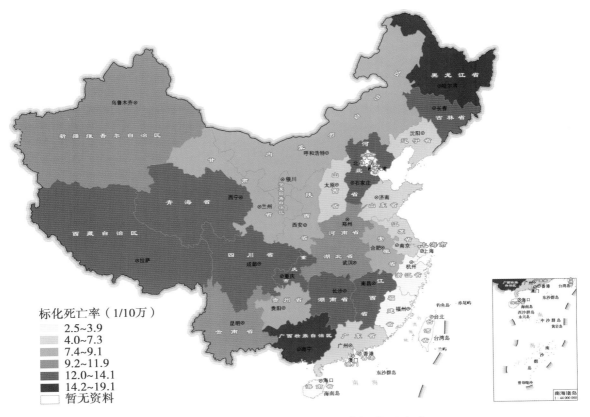

图 6-18　2019年中国分省肝癌标化死亡率

审图号:GS(2021)2866号

3. 胃癌

1990—2019 年,中国居民胃癌标化死亡率明显下降,男性显著高于女性(图 6-19)。中国分省胃癌标化死亡率如图 6-20 所示。

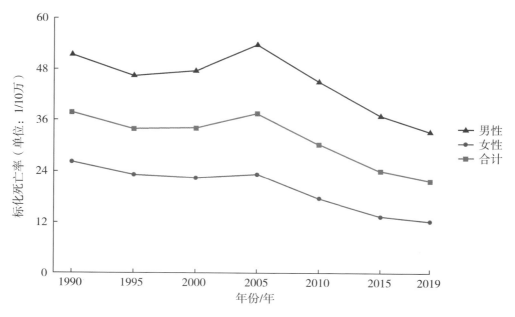

图 6-19   中国居民胃癌标化死亡率及变化

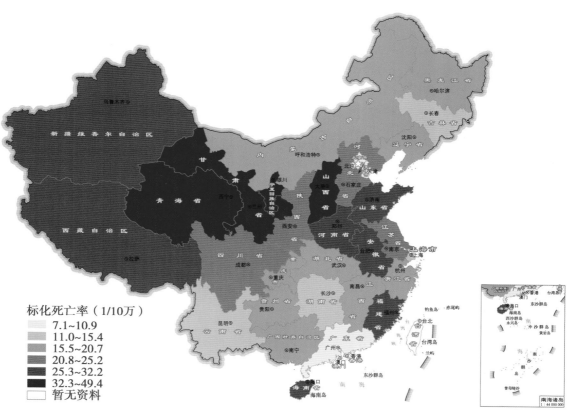

标化死亡率(1/10万)

- 7.1~10.9
- 11.0~15.4
- 15.5~20.7
- 20.8~25.2
- 25.3~32.2
- 32.3~49.4
- 暂无资料

图 6-20   2019 年中国分省胃癌标化死亡率
审图号:GS(2021)2866 号

4. 食管癌

1990—2019年,中国居民食管癌标化死亡率有所下降,男性明显高于女性(图6-21)。中国分省食管癌标化死亡率如图6-22所示。

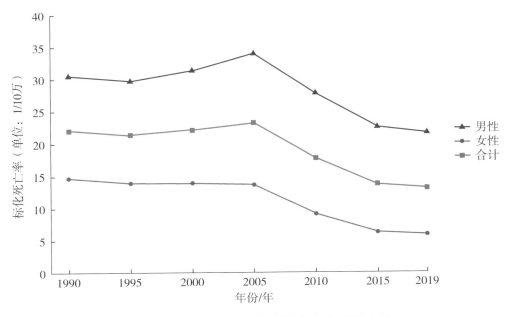

图 6-21　中国居民食管癌标化死亡率及变化

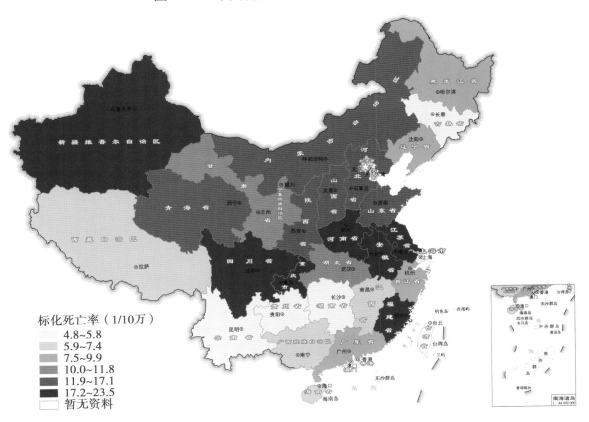

图 6-22　2019年中国分省食管癌标化死亡率

审图号:GS(2021)2866号

（三）慢性呼吸系统疾病死亡趋势和地理分布

1990—2019 年，中国居民慢性呼吸系统疾病标化死亡率明显下降（图 6-23）。中国分省慢性呼吸系统疾病标化死亡率如图 6-24 所示。

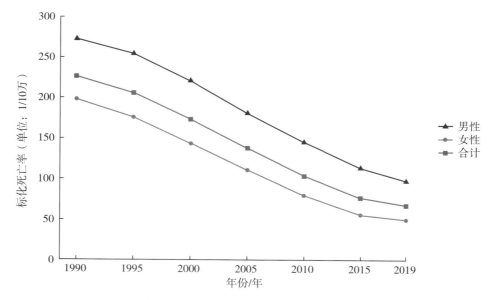

图 6-23　中国居民慢性呼吸系统疾病标化死亡率及变化

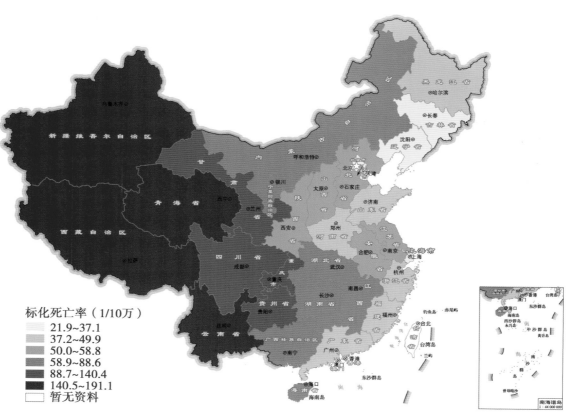

图 6-24　2019 年中国分省慢性呼吸系统疾病标化死亡率
审图号：GS（2021）2866 号

（四）糖尿病死亡趋势和地理分布

1990—2019 年，中国居民糖尿病标化死亡率比较平稳（图 6-25）。中国分省糖尿病标化死亡率如图 6-26 所示。

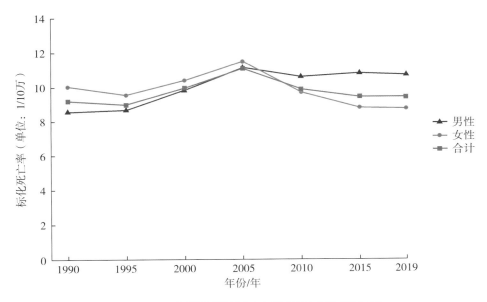

图 6-25　中国居民糖尿病标化死亡率及变化

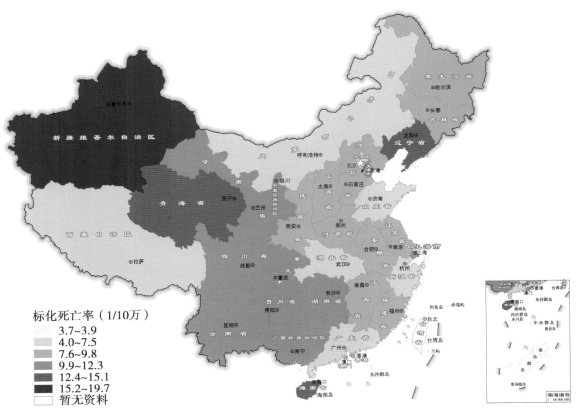

图 6-26　2019 年中国分省糖尿病标化死亡率

审图号：GS（2021）2866 号

第七章　主要发现与建议

一、主要发现

近年来,随着健康中国建设和健康扶贫等民生工程的深入推进,我国营养改善和慢性病防控工作取得积极进展和明显成效。

居民体格发育与营养不足问题持续改善,城乡差异逐步缩小。居民膳食能量和宏量营养素摄入充足,优质蛋白摄入不断增加。成人平均身高继续增长,低体重营养不良率普遍改善。儿童青少年生长发育水平持续改善,6 岁以下儿童生长迟缓率、低体重率均已实现国家"十三五"规划目标,特别是农村儿童生长迟缓问题得到根本改善。居民贫血问题持续改善,成人、6~17 岁儿童青少年、孕妇的贫血率均有不同程度的下降。

居民健康意识逐步增强,部分慢性病行为危险因素流行水平呈现下降趋势。居民吸烟率、二手烟暴露率、经常饮酒率、饮酒者有害饮酒率均有所下降。家庭减盐取得成效,人均每日烹调用盐 9.3g,与 2015 年发布结果相比下降了 1.2g。居民对个人健康的关注程度不断提高,定期测量体重、血压、血糖、血脂等健康指标的人群比例显著增加。

重大慢性病过早死亡率逐年下降,因慢性病导致的劳动力损失明显减少。2019 年,我国居民因心脑血管疾病、癌症、慢性呼吸系统疾病和糖尿病四类重大慢性病导致的过早死亡率为 16.5%,与 2015 年的 18.5% 相比下降了 10.8%,提前实现国家"十三五"规划目标。

随着我国经济社会发展和卫生健康服务水平的不断提高,居民人均预期寿命不断增长,因慢性病死亡的比例持续增加,2019 年我国因慢性病导致的死亡人数占总死亡人数的 88.5%,其中因心脑血管疾病、癌症和慢性呼吸系统疾病死亡的比例为 80.7%。随着慢性病患者生存期的不断延长,加之人口老龄化、城镇化、工业化进程加快和行为危险因素流行对慢性病发病的影响,我国慢性病患者基数仍将不断扩大,防控工作仍然面临巨大挑战。

居民不健康生活方式仍然普遍存在。膳食脂肪供能比持续上升,农村首次突破 30% 推荐上限。家庭人均每日烹调用盐和用油量仍远高于推荐值,同时,居民在外就餐比例不断上升,食堂、餐馆、加工食品中的油、盐应引起关注。儿童青少年经常饮用含糖饮料问题已经凸显,15 岁以上人群吸烟率、成人 30 天内饮酒率超过四分之一。居民身体活动不足问题普遍存在,每日业余静态行为时间较长,儿童青少年身体活动不足问题尤为突出。

居民超重肥胖问题不断凸显,重大慢性病患病 / 发病仍呈上升趋势。城乡各年龄组居民超重肥胖率继续上升,有超过一半的成年居民超重或肥胖,农村居民超重和肥胖率上升幅度较大;6~17 岁、6 岁以下儿童青少年超重肥胖率分别达到 19%、10.4%。高血压、糖尿病、高胆固醇血症、慢阻肺患病率和癌症发病率与 2015 年发布结果相比有所上升,慢性肾脏病、骨质疏松症、慢性消化系统疾病等慢性病流行情况也不容乐观。高血压和糖尿病的患病知晓率、治疗率和控制率仍有较大的提升空间;慢阻肺、骨质疏松症等慢性病患病知晓率较低,肺功能检查率、骨密度检测率亟待提高。

二、建议

面对当前仍然严峻的慢性病防控形势,党中央、国务院高度重视,将实施慢性病综合防控战略纳入《"健康中国 2030" 规划纲要》,先后印发实施《中国防治慢性病中长期规划(2017—2025 年)》《国民营养计划(2017—2030 年)》《健康中国行动(2019—2030 年)》,下一步,应当继续坚持预防为主的卫生健康工作方针,把预防摆在更加突出的位置,强化政府、社会、个人责任,积极有效应对当前突出的营养健康和慢性病问题。

一是强化政府主导、部门协作,推进慢性病综合防控。国家卫生健康委会同有关部门,针对当前慢性病防控和营养改善工作中的不平衡、不充分问题,采取有力措施,积极控制慢性病高发态势,不断改善居民营养健康状况。依托国家慢性病综合防控示范区、国家卫生城市、健康城市等建设工作,提高各级政府对慢性病防控工作的重视程度。多部门将继续在环境整治、烟草控制、营养改善、健康宣教、体育健身、医疗保障等方面联合行动,协同推进,构建全方位支持性环境,形成防控工作合力,切实推进各项防控措施落实落地。

二是强化专群结合、以专为主,促进居民营养持续改善和慢性病的早预防、早发现、早干预。深入推进实施农村义务教育学生营养改善计划,加强重点地区儿童和老年人的营养改善工作,关注婴幼儿、育龄妇女、老年人等重点人群的贫血问题。推进全民健康生活方式行动向纵深发展,继续强化心血管病、脑卒中、癌症、慢阻肺等重大慢性病早期筛查干预和高血压、糖尿病等慢性病患者健康管理。强化专业机构的指导作用,鼓励群团组织、社会团体积极参与,探索建立覆盖全人群、全生命周期的慢性病预防、筛查、诊断、治疗、康复全程健康管理服务体系,推进慢性病防、治、管、康、保整体融合发展。

三是强化社会动员、全民参与,自觉践行健康文明的生活方式。倡导"每个人是自己健康的第一责任人",鼓励和引导广大群众主动掌握科学的营养健康和慢性病防控知识,将减盐、减油、减糖、健康口腔、健康体重、健康骨骼的"三减三健"理念融入日常生活,积极践行合理膳食、适量运动、戒烟限酒、心理平衡等健康文明的生活方式,关注自身健康状况,定期测量体重、血压、血糖、血脂和肺功能等,强化自我健康管理,切实提升健康素养和行为能力。同时积极研究探索以价格、税收等不同维度的社会综合策略,促进全社会养成健康文明的生活方式。

营养改善与慢性病防控工作关系到千家万户的健康和幸福,健康中国,全民共建,发展福祉,人人共享。我们相信,在健康中国建设宏伟目标的指引下,在政府各部门的密切协作和全社会的共同努力下,我国营养改善和慢性病防控事业一定会取得更加积极的进展,为切实提高人民健康水平,建设健康中国做出更大的贡献。

附　表

附表 2-1　中国居民食物摄入量及变化　　　　　　　单位：g/ 标准人日

	2015—2017 年			2015 年发布 结果调整后值			2015 年发布结果 （2010—2013 年）		
	全国	城市	农村	全国	城市	农村	全国	城市	农村
米及其制品	168.5	131.6	193.6	176.6	129.9	221.5	177.7	130.8	222.7
面及其制品	121.0	117.3	123.6	142.2	134.2	149.7	142.8	134.7	150.4
其他谷类	16.3	15.0	17.2	16.6	15.7	17.4	16.8	15.9	17.6
薯类	41.9	35.6	46.2	35.7	28.4	42.6	35.8	28.4	42.8
杂豆类	4.0	4.2	3.9	3.3	2.9	3.6	3.3	2.9	3.7
大豆及其制品	10.3	11.3	9.6	10.8	12.3	9.3	10.9	12.4	9.4
新鲜蔬菜	265.9	286.5	252.0	268.0	281.8	255.0	269.4	283.3	256.1
新鲜水果	38.1	55.7	26.2	41.0	49.0	33.2	40.7	48.8	32.9
坚果	3.6	4.4	3.1	3.7	4.7	2.8	3.8	4.7	2.8
畜肉类	72.0	79.5	66.9	72.5	79.3	65.9	72.5	79.3	65.9
禽肉类	13.0	15.5	11.3	14.7	16.4	13.1	14.7	16.3	13.1
动物内脏	2.9	3.0	2.9	2.5	2.9	2.2	2.5	2.9	2.2
鱼虾类	24.3	29.7	20.6	23.6	32.4	15.3	23.7	32.4	15.4
蛋类	23.4	30.4	18.7	24.3	29.5	19.4	24.3	29.5	19.4
乳类及其制品	25.9	42.2	14.8	24.9	37.8	12.3	24.7	37.8	12.1
糕点类	6.5	9.8	4.2	7.5	8.3	6.6	7.4	8.3	6.6
烹调油	43.2	42.0	44.1	41.8	43.0	40.8	42.1	43.1	41.0
烹调盐	9.3	8.9	9.6	10.4	10.2	10.6	10.5	10.3	10.7
酒精	2.3	1.8	2.6	2.0	2.1	1.9	—	—	—
糖及糖果	2.5	2.6	2.4	2.4	2.9	1.4	—	—	—

注：1. 由于 2015 年发布结果采用的标准人能量需要量是 2 400kcal，为保证与 2020 年发布结果的可比性，使用标准人能量需要量 2 250kcal［参照中华人民共和国卫生行业标准《中国居民膳食营养素参考摄入量　第 1 部分：宏量营养素》（WS/T 578.1—2017）］对 2015 年发布结果进行了调整，使用调整后值与本次发布的 2015—2017 年数据进行比较。

2. 2015 年未发布的结果用"—"表示。

3. 本《报告》中的"米及其制品""面及其制品""乳类及其制品"分别与《中国居民营养与慢性病状况报告（2015 年）》的"米类""面类""奶类"统计口径相一致。

4. 酒精摄入量来自 3 天 24 小时膳食回顾调查结果，即把各种酒类按照其酒精度换算成酒精量，并折合成标准人日摄入量来表达。

附表 2-2　中国 3~5 岁儿童平均每人每天食物摄入量　　　　单位：g

	全国			城市			农村		
	合计	男	女	小计	男	女	小计	男	女
米及其制品	136.7	141.7	130.7	85.2	87.9	82.0	164.3	169.8	157.5
面及其制品	55.4	55.9	54.7	48.0	49.7	45.9	59.3	59.1	59.6
其他谷类	6.1	5.7	6.6	6.0	5.7	6.3	6.2	5.7	6.7
薯类	17.7	16.8	18.9	15.5	13.8	17.4	18.9	18.4	19.7
杂豆类	1.7	1.8	1.5	1.7	2.1	1.3	1.6	1.7	1.6
大豆及其制品	4.4	4.6	4.1	4.6	4.8	4.3	4.3	4.5	4.0
新鲜蔬菜	97.3	99.8	94.2	105.4	109.2	100.8	93.0	95.0	90.6
新鲜水果	34.8	35.3	34.2	44.0	48.7	38.4	29.9	28.3	31.9
坚果	1.6	1.6	1.6	1.7	2.0	1.4	1.5	1.3	1.7
畜肉类	40.8	45.2	35.6	43.1	48.1	37.3	39.6	43.6	34.6
禽肉类	7.6	8.4	6.7	10.2	11.7	8.5	6.3	6.7	5.7
动物内脏	1.1	1.2	0.9	1.1	1.2	1.0	1.1	1.3	0.8
鱼虾类	8.7	9.0	8.4	11.0	11.4	10.4	7.5	7.7	7.3
蛋类	22.6	23.6	21.5	25.3	27.8	22.4	21.2	21.4	21.0
乳类及其制品	56.1	56.8	55.1	82.6	84.4	80.4	41.9	42.4	41.2
糕点类	11.3	12.4	9.9	13.3	15.1	11.2	10.2	11.0	9.1
烹调油	25.7	27.0	24.2	26.0	27.3	24.5	25.6	26.9	24.0
烹调盐	5.6	5.7	5.5	5.2	5.2	5.1	5.9	6.0	5.8
糖及糖果	2.6	2.6	2.7	2.0	1.7	2.3	3.0	3.1	2.9

附表 2-3　中国 6~11 岁儿童平均每人每天食物摄入量　　　　单位：g

	全国			城市			农村		
	合计	男	女	小计	男	女	小计	男	女
米及其制品	111.7	115.4	108.2	101.4	104.3	98.6	121.0	125.0	117.0
面及其制品	86.6	89.8	83.4	87.7	91.4	84.1	85.6	88.5	82.7
其他谷类	8.8	8.5	9.1	9.7	9.5	10.0	8.0	7.6	8.3
薯类	29.6	30.3	28.9	25.7	25.9	25.5	33.1	34.1	32.0
杂豆类	3.3	3.1	3.4	3.9	3.7	4.2	2.7	2.7	2.8
大豆及其制品	7.9	7.9	7.9	8.0	8.0	8.1	7.7	7.9	7.6
新鲜蔬菜	153.6	153.6	153.7	163.0	161.3	164.6	145.3	146.9	143.7
新鲜水果	49.4	46.6	52.2	58.5	55.9	61.0	41.3	38.6	44.0

续表

	全国			城市			农村		
	合计	男	女	小计	男	女	小计	男	女
坚果	1.9	1.9	2.0	2.2	2.1	2.3	1.7	1.6	1.7
畜肉类	75.3	77.9	72.7	84.7	87.6	81.9	66.9	69.4	64.3
禽肉类	17.0	17.7	16.3	20.9	21.5	20.3	13.4	14.3	12.6
动物内脏	1.7	1.7	1.6	2.3	2.5	2.1	1.1	1.1	1.2
鱼虾类	15.2	15.2	15.2	20.3	20.6	20.0	10.6	10.5	10.8
蛋类	33.8	34.4	33.2	38.6	39.8	37.4	29.5	29.7	29.3
乳类及其制品	70.9	72.1	69.8	97.4	102.4	92.6	47.3	45.7	48.9
糕点类	19.1	18.1	20.1	24.2	23.0	25.4	14.5	13.9	15.2
烹调油	33.2	34.1	32.3	30.3	31.4	29.3	35.7	36.4	35.1
烹调盐	7.8	8.2	7.3	7.1	7.4	6.8	8.3	8.9	7.7
糖及糖果	1.3	1.2	1.3	1.7	1.7	1.7	0.8	0.8	0.8

附表 2-4　中国 12~17 岁儿童青少年平均每人每天食物摄入量　　单位:g

	全国			城市			农村		
	合计	男	女	小计	男	女	小计	男	女
米及其制品	145.5	158.4	132.7	132.7	143.5	122.0	156.6	171.2	142.0
面及其制品	117.8	126.3	109.3	117.2	124.0	110.5	118.3	128.3	108.3
其他谷类	8.0	7.5	8.5	9.2	8.4	10.1	7.0	6.8	7.2
薯类	37.9	38.6	37.2	34.4	35.5	33.4	40.9	41.2	40.5
杂豆类	4.1	4.3	4.0	4.1	4.2	4.1	4.1	4.3	3.9
大豆及其制品	11.0	11.9	10.1	11.5	12.4	10.6	10.6	11.5	9.7
蔬菜	176.6	179.4	173.8	187.1	189.9	184.4	167.4	170.4	164.4
水果	46.0	41.4	50.5	49.8	46.2	53.4	42.6	37.2	48.0
坚果	2.4	2.4	2.5	2.6	2.5	2.7	2.3	2.3	2.4
畜肉类	88.6	96.8	80.5	97.5	106.3	88.9	80.9	88.6	73.1
禽肉类	24.5	26.6	22.5	30.3	32.7	28.0	19.5	21.3	17.7
动物内脏	1.7	1.9	1.5	2.1	2.4	1.9	1.3	1.5	1.1
鱼虾类	15.8	16.6	14.9	21.5	22.6	20.4	10.8	11.4	10.1
蛋类	32.6	34.8	30.5	35.5	38.1	33.1	30.1	32.0	28.2
乳类及其制品	75.1	79.1	71.1	90.6	99.2	82.1	61.6	61.8	61.4
糕点类	27.1	25.7	28.6	31.3	30.2	32.4	23.4	21.7	25.2
烹调油	40.0	42.9	37.1	36.6	39.3	34.0	42.9	46.1	39.8
烹调盐	9.0	9.7	8.4	8.8	9.9	7.7	9.2	9.5	9.0
糖及糖果	2.5	2.6	2.3	3.0	3.2	2.9	2.0	2.2	1.8

附表 2-5　中国 18~59 岁居民平均每人每天食物摄入量　　　单位：g

	全国			城市			农村		
	合计	男	女	小计	男	女	小计	男	女
米及其制品	155.0	165.5	146.0	122.8	136.5	111.4	176.3	184.1	169.4
面及其制品	123.3	139.6	109.3	113.6	130.8	99.3	129.7	145.3	116.0
其他谷类	15.0	15.4	14.6	12.7	12.7	12.7	16.5	17.1	16.0
薯类	39.3	40.4	38.5	31.3	31.3	31.3	44.7	46.2	43.3
杂豆类	3.6	3.7	3.5	3.6	3.7	3.4	3.7	3.8	3.6
大豆及其制品	9.7	10.5	9.1	10.4	11.4	9.7	9.2	9.9	8.7
新鲜蔬菜	254.4	264.1	246.1	264.8	275.0	256.4	247.5	257.2	239.1
新鲜水果	34.8	28.8	39.9	48.7	39.9	55.9	25.6	21.7	29.1
坚果	3.4	3.6	3.2	3.8	3.9	3.7	3.1	3.3	2.9
畜肉类	73.5	85.0	63.7	78.7	91.1	68.4	70.1	81.1	60.5
禽肉类	13.3	15.0	11.9	15.4	17.3	13.9	12.0	13.5	10.6
动物内脏	3.3	3.9	2.8	3.2	3.8	2.7	3.3	3.9	2.8
鱼虾类	23.8	26.5	21.4	28.2	31.4	25.5	20.9	23.4	18.7
蛋类	21.5	22.6	20.6	27.0	28.3	26.0	17.8	18.9	16.9
乳类及其制品	16.7	15.0	18.2	26.7	22.8	29.8	10.2	10.0	10.3
糕点类	5.1	4.7	5.4	8.1	7.4	8.7	3.1	2.9	3.3
烹调油	42.7	47.8	38.5	40.4	45.4	36.4	44.3	49.3	39.9
烹调盐	9.0	10.0	8.2	8.4	9.4	7.7	9.4	10.4	8.6
酒精	2.5	5.2	0.3	1.9	4.0	0.2	2.9	6.0	0.3
糖及糖果	2.1	2.3	2.0	2.1	2.2	2.0	2.2	2.3	2.0

附表 2-6　中国 60 岁及以上居民平均每人每天食物摄入量　　　单位：g

	全国			城市			农村		
	合计	男	女	小计	男	女	小计	男	女
米及其制品	156.5	164.4	148.5	115.8	125.8	106.2	187.1	192.5	181.6
面及其制品	102.1	112.9	91.3	102.6	113.3	92.3	101.7	112.6	90.4
其他谷类	17.3	18.2	16.3	16.1	16.8	15.5	18.1	19.2	17.0
薯类	41.3	43.7	38.9	35.3	37.3	33.4	45.8	48.4	43.1
杂豆类	4.2	4.3	4.1	4.4	4.4	4.3	4.1	4.2	3.9
大豆及其制品	9.9	10.7	9.0	10.5	11.3	9.7	9.4	10.2	8.5
新鲜蔬菜	255.9	267.2	244.5	267.4	278.6	256.5	247.3	258.9	235.2
新鲜水果	30.9	29.3	32.6	48.3	46.0	50.5	17.8	17.1	18.6

续表

	全国			城市			农村		
	合计	男	女	小计	男	女	小计	男	女
坚果	3.5	3.9	3.1	4.5	4.9	4.1	2.8	3.1	2.4
畜肉类	57.0	62.7	51.2	61.0	66.9	55.3	53.9	59.6	48.1
禽肉类	9.5	10.4	8.6	11.1	12.5	9.7	8.4	9.0	7.7
动物内脏	2.2	2.7	1.7	2.2	2.7	1.7	2.2	2.7	1.7
鱼虾类	22.1	24.4	19.8	26.3	29.2	23.6	18.9	20.9	16.9
蛋类	19.1	20.2	18.0	25.6	26.8	24.5	14.3	15.5	12.9
乳类及其制品	23.2	22.8	23.6	41.1	40.2	42.1	9.7	10.2	9.2
糕点类	5.0	5.2	4.8	7.5	7.8	7.2	3.1	3.3	2.8
烹调油	37.4	41.1	33.6	35.1	38.4	31.8	39.2	43.1	35.0
烹调盐	8.4	9.1	7.7	7.7	8.4	7.1	8.9	9.6	8.1
酒精	2.8	5.2	0.3	2.2	4.3	0.2	3.2	5.9	0.4
糖及糖果	2.3	2.4	2.1	2.5	2.9	2.2	2.0	2.1	2.0

附表 2-7　中国居民膳食能量及三大营养素摄入量及变化（每标准人日）

	2015—2017 年			2015 年发布结果调整后值			2015 年发布结果（2010—2013 年）		
	全国	城市	农村	全国	城市	农村	全国	城市	农村
能量 /kcal	2 007.4	1 940	2 054.3	2 162.3	2 043.8	2 275.7	2 172	2 053	2 286
能量 /kJ	8 334.5	8 054.1	8 530	9 047.1	8 551.2	9 521.4	9 079	8 580	9 557
蛋白质 /g	60.4	62.7	58.7	64.2	65.2	63.3	64.5	65.4	63.6
脂肪 /g	79.1	80.4	78.1	79.7	83.6	76.0	79.9	83.8	76.2
碳水化合物 /g	266.7	245.5	281.5	299.2	259.7	337.1	300.8	261.1	338.8

注：由于 2015 年发布结果采用的标准人能量需要量是 2 400kcal，为保证与 2020 年发布结果的可比性，使用标准人能量需要量 2 250kcal［参照中华人民共和国卫生行业标准《中国居民膳食营养素参考摄入量　第 1 部分：宏量营养素》（WS/T 578.1—2017）］对 2015 年发布结果进行了调整，使用调整后值与本次发布的 2015—2017 年数据进行比较。

附表 2-8　中国 3~5 岁儿童平均每人每天能量及三大营养素摄入量

	全国			城市			农村		
	合计	男	女	小计	男	女	小计	男	女
能量 /kcal	1 263.3	1 308.9	1 205.4	1 149.2	1 197.8	1 086.4	1 324.6	1 369.3	1 268.4
能量 /kJ	5 256.2	5 447.2	5 013.9	4 778.7	4 981.5	4 516.9	5 512.9	5 700.6	5 277.1
蛋白质 /g	35.6	37.0	33.8	34.9	36.6	32.7	36.0	37.2	34.4
脂肪 /g	48.0	50.9	44.3	50.2	53.2	46.3	46.8	49.6	43.2
碳水化合物 /g	175.3	178.9	170.9	142.6	146.4	137.6	193.0	196.5	188.5

附表 2-9　中国 6~11 岁儿童平均每人每天能量及三大营养素摄入量

	全国			城市			农村		
	合计	男	女	小计	男	女	小计	男	女
能量 /kcal	1 591.7	1 624.1	1 559.7	1 635.8	1 672.3	1 600.5	1 552.2	1 581.9	1 522.2
能量 /kJ	6 618.5	6 755.1	6 483.4	6 804.2	6 958.9	6 655.1	6 452.3	6 577.2	6 325.9
蛋白质 /g	50.0	50.9	49.1	55.2	56.2	54.1	45.4	46.3	44.5
脂肪 /g	69.6	71.4	67.8	71.5	73.8	69.3	67.9	69.4	66.4
碳水化合物 /g	196.3	199.5	193.2	198.2	201.2	195.2	194.7	198.0	191.4

附表 2-10　中国 12~17 岁儿童青少年平均每人每天能量及三大营养素摄入量

	全国			城市			农村		
	合计	男	女	小计	男	女	小计	男	女
能量 /kcal	1 995.0	2 114.9	1 876.1	2 007.9	2 121.6	1 896.3	1 983.9	2 109.2	1 858.4
能量 /kJ	8 296.9	8 797.7	7 800.1	8 347.4	8 822.0	7 881.5	8 252.9	8 776.7	7 728.6
蛋白质 /g	61.4	65.4	57.4	66.2	70.3	62.3	57.1	61.1	53.1
脂肪 /g	84.5	90.5	78.5	84.6	90.8	78.6	84.4	90.3	78.5
碳水化合物 /g	253.8	266.4	241.3	251.7	262.3	241.3	255.7	270.0	241.4

附表 2-11　中国 18~59 岁居民平均每人每天膳食能量及三大营养素摄入量

	全国			城市			农村		
	合计	男	女	小计	男	女	小计	男	女
能量 /kcal	1 928.3	2 136.9	1 759.4	1 807.1	2 009.0	1 647.8	2 009.9	2 220.9	1 836.0
能量 /kJ	8 007.3	8 877.9	7 302.2	7 505.2	8 350.1	6 839.0	8 345.5	9 224.9	7 620.5
蛋白质 /g	58.2	64.4	53.2	58.4	64.8	53.4	58.1	64.1	53.1
脂肪 /g	77.6	87.1	69.9	76.1	85.1	69.1	78.6	88.5	70.5
碳水化合物 /g	251.8	272.7	234.9	225.8	247.0	209.0	269.4	289.6	252.7

附表 2-12　中国 60 岁及以上居民平均每人每天能量及三大营养素摄入量

	全国			城市			农村		
	合计	男	女	小计	男	女	小计	男	女
能量 /kcal	1 774.4	1 930.8	1 620.5	1 684.6	1 837.9	1 538.9	1 844.3	2 000.9	1 685.9
能量 /kJ	7 362.3	8 012.8	6 721.9	6 987.1	7 625.4	6 380.1	7 654.1	8 304.9	6 996.0
蛋白质 /g	52.9	57.3	48.6	54.3	58.7	50.0	51.8	56.1	47.5
脂肪 /g	67.2	73.9	60.6	66.9	73.2	61.0	67.4	74.4	60.4
碳水化合物 /g	241.2	257.6	225.1	219.3	236.3	203.1	258.3	273.6	242.8

附表 2-13　中国 3~5 岁儿童平均每人每天主要维生素及矿物质摄入量

	全国			城市			农村		
	合计	男	女	小计	男	女	小计	男	女
视黄醇当量 /μg	244.8	256.8	229.5	288.7	291.9	284.7	221.1	237.7	200.3
维生素 E/mg	21.1	21.2	21.0	19.4	19.7	19.0	22.0	22.0	22.0
硫胺素 /mg	0.5	0.5	0.5	0.5	0.5	0.5	0.5	0.5	0.5
核黄素 /mg	0.5	0.5	0.5	0.5	0.5	0.5	0.5	0.5	0.4
维生素 B$_{12}$/mg	0.0	0.0	0.0	0.1	0.1	0.1	0.0	0.0	0.0
烟酸 /mg	8.7	9.0	8.2	7.7	8.1	7.2	9.2	9.5	8.7
维生素 C/mg	34.4	35.1	33.5	37.3	37.3	37.3	32.8	33.8	31.5
钙 /mg	216.7	221.4	210.7	250.8	256.9	242.8	198.4	202.1	193.7
铁 /mg	11.9	12.5	11.3	11.4	12.1	10.5	12.2	12.7	11.6
锌 /mg	6.3	6.5	6.0	5.7	5.9	5.4	6.6	6.8	6.4
钾 /mg	854.7	880.6	821.9	913.1	945.6	871.2	823.3	845.2	795.7
硒 /μg	23.1	24.2	21.7	24.1	25.6	22.1	22.6	23.5	21.6
镁 /mg	146.4	149.6	142.3	137.1	141.2	131.9	151.4	154.2	147.9
钠 /mg	3 832.0	3 909.2	3 734.1	3 779.1	3 891.6	3 633.9	3 860.4	3 918.8	3 787.1
膳食纤维 /g	5.0	5.0	4.8	5.0	5.3	4.7	4.9	4.9	4.9

附表 2-14　中国 6~11 岁儿童平均每人每天主要维生素及矿物质摄入量

	全国			城市			农村		
	合计	男	女	小计	男	女	小计	男	女
视黄醇当量 /μg	336.4	338.5	334.3	402.8	402.0	403.6	276.9	283.1	270.7
维生素 E/mg	29.0	29.3	28.6	27.1	27.5	26.8	30.6	30.9	30.3
硫胺素 /mg	0.7	0.7	0.6	0.7	0.7	0.7	0.6	0.6	0.6
核黄素 /mg	0.7	0.7	0.7	0.8	0.8	0.7	0.6	0.6	0.6
维生素 B$_{12}$/mg	0.0	0.0	0.0	0.1	0.1	0.1	0.0	0.0	0.0
烟酸 /mg	11.4	11.6	11.1	12.1	12.4	11.9	10.7	11.0	10.3
维生素 C/mg	51.5	52.3	50.7	55.0	55.2	54.8	48.4	49.9	46.9
钙 /mg	293.9	297.2	290.6	338.8	346.4	331.6	253.7	254.2	253.1
铁 /mg	15.5	15.8	15.3	16.3	16.6	16.1	14.8	15.0	14.6
锌 /mg	8.0	8.1	7.8	8.5	8.7	8.3	7.5	7.6	7.3
钾 /mg	1 257.7	1 267.2	1 248.3	1 374.3	1 387.7	1 361.3	1 153.4	1 161.9	1 144.7
硒 /μg	34.8	35.6	34.0	38.3	39.4	37.3	31.6	32.3	30.9
镁 /mg	192.9	195.0	190.9	205.2	207.4	203.0	181.9	184.1	179.7
钠 /mg	4 337.1	4 543.5	4 132.9	4 197.9	4 363.7	4 038.0	4 461.7	4 700.5	4 219.9
膳食纤维 /g	7.4	7.4	7.3	7.7	7.7	7.6	7.1	7.1	7.0

附表 2-15　中国 12~17 岁儿童青少年平均每人每天主要维生素及矿物质摄入量

	全国			城市			农村		
	合计	男	女	小计	男	女	小计	男	女
视黄醇当量 /μg	356.8	360.7	352.9	414.2	414.9	413.6	306.8	314.1	299.6
维生素 E/mg	37.6	40.1	35.0	34.1	36.6	31.7	40.5	43.1	38.0
硫胺素 /mg	0.8	0.8	0.8	0.8	0.9	0.8	0.8	0.8	0.7
核黄素 /mg	0.8	0.8	0.7	0.8	0.9	0.8	0.7	0.7	0.7
维生素 B_{12}/mg	0.1	0.1	0.1	0.1	0.1	0.1	0.0	0.1	0.0
烟酸 /mg	14.2	15.2	13.2	15.0	16.0	14.1	13.4	14.4	12.5
维生素 C/mg	60.5	60.7	60.3	64.5	65.5	63.4	57.0	56.6	57.5
钙 /mg	342.8	357.0	328.8	378.4	397.9	359.3	311.9	321.9	302.0
铁 /mg	19.2	20.2	18.3	20.1	21.0	19.2	18.5	19.5	17.5
锌 /mg	9.8	10.4	9.2	10.2	10.8	9.7	9.4	10.0	8.7
钾 /mg	1 521.8	1 585.0	1 459.2	1 616.2	1 686.7	1 547.0	1 439.7	1 497.3	1 382.1
硒 /μg	41.0	43.5	38.6	44.6	47.3	42.1	37.9	40.3	35.5
镁 /mg	236.4	247.6	225.4	247.1	257.6	236.8	227.1	238.9	215.3
钠 /mg	5 230.4	5 582.7	4 880.9	5 270.4	5 798.1	4 752.2	5 195.7	5 397.2	4 993.9
膳食纤维 /g	9.2	9.4	9.0	9.5	9.7	9.3	9.0	9.2	8.7

附表 2-16　中国 18~59 岁居民平均每人每天主要维生素及矿物质摄入量

	全国			城市			农村		
	合计	男	女	小计	男	女	小计	男	女
视黄醇当量 /μg	406.8	425.4	391.8	443.5	462.1	428.9	382.1	401.3	366.2
维生素 E/mg	36.7	40.8	33.3	33.5	36.7	31.0	38.8	43.6	34.9
硫胺素 /mg	0.8	0.9	0.7	0.8	0.9	0.7	0.8	0.9	0.8
核黄素 /mg	0.7	0.7	0.6	0.7	0.8	0.7	0.7	0.7	0.6
维生素 B_{12}/mg	0.0	0.0	0.0	0.1	0.1	0.1	0.0	0.0	0.0
烟酸 /mg	13.9	15.3	12.8	13.4	14.9	12.2	14.3	15.6	13.2
维生素 C/mg	75.5	76.8	74.4	78.8	79.6	78.1	73.2	74.9	71.9
钙 /mg	328.3	349.0	311.6	350.1	369.6	334.7	313.7	335.4	295.8
铁 /mg	20.2	22.0	18.8	19.5	21.2	18.1	20.7	22.5	19.3
锌 /mg	9.9	11.0	9.1	9.4	10.4	8.6	10.3	11.3	9.5
钾 /mg	1 474.1	1 579.4	1 388.9	1 515.3	1 616.8	1 435.3	1 446.4	1 554.7	1 357.1
硒 /μg	40.7	45.4	36.9	42.1	47.1	38.2	39.7	44.2	36.0
镁 /mg	251.8	271.7	235.7	243.1	262.9	227.4	257.7	277.4	241.4
钠 /mg	5 681.4	6 022.0	5 405.6	5 555.7	5 957.2	5 239.0	5 766.1	6 064.6	5 520.0
膳食纤维 /g	9.9	10.4	9.5	9.8	10.2	9.5	9.9	10.5	9.5

附表 2-17　中国 60 岁及以上居民平均每人每天主要维生素与矿物质摄入量

	全国			城市			农村		
	合计	男	女	小计	男	女	小计	男	女
视黄醇当量 /μg	396.6	415.4	378.0	431.5	450.2	413.8	369.3	389.1	349.4
维生素 E/mg	32.4	35.7	29.1	31.2	33.9	28.7	33.3	37.1	29.5
硫胺素 /mg	0.7	0.8	0.7	0.7	0.8	0.7	0.7	0.8	0.7
核黄素 /mg	0.6	0.7	0.6	0.7	0.7	0.7	0.6	0.6	0.6
维生素 B_{12}/mg	0.0	0.0	0.0	0.0	0.0	0.0	0.0	0.0	0.0
烟酸 /mg	12.6	13.6	11.7	12.1	13.2	11.1	13.0	13.9	12.1
维生素 C/mg	76.1	78.7	73.5	80.8	83.2	78.4	72.4	75.3	69.6
钙 /mg	333.2	352.8	313.8	370.9	389.9	352.8	303.8	324.8	282.5
铁 /mg	18.7	20.1	17.5	18.7	20.1	17.4	18.8	20.0	17.5
锌 /mg	9.0	9.7	8.3	8.7	9.4	8.0	9.3	10.0	8.6
钾 /mg	1 392.6	1 481.1	1 305.3	1 476.7	1 565.2	1 392.5	1 327.1	1 417.8	1 235.5
硒 /μg	35.8	39.2	32.5	38.6	42.1	35.3	33.6	37.0	30.3
镁 /mg	242.5	258.8	226.5	242.1	258.9	226.2	242.8	258.7	226.7
钠 /mg	5 412.1	5 737.1	5 092.2	5 200.5	5 557.4	4 861.0	5 576.7	5 872.5	5 277.5
膳食纤维 /g	9.6	10.1	9.0	9.9	10.4	9.4	9.3	9.9	8.7

附表 2-18　中国居民的膳食构成　　　　　　　　　单位:%

	2015—2017 年			2010—2013 年		
	全国	城市	农村	全国	城市	农村
能量的食物来源						
粮谷类	51.5	47.0	54.6	53.1	47.1	58.8
大豆类	1.9	2.2	1.7	1.8	2.1	1.4
薯类杂豆类	2.4	2.2	2.5	2.0	1.8	2.1
动物性食物	17.2	20.3	15.0	15.0	17.6	12.5
烹调油	18.4	18.3	18.5	17.3	18.5	16.1
糖及糖果	0.5	0.6	0.5	0.4	0.5	0.2
酒精	0.6	0.5	0.7	0.6	0.6	0.5
其他	7.5	8.9	6.5	9.8	11.8	8.4
能量的营养素来源						
碳水化合物供能比	53.4	50.6	55.3	55.0	51.0	59.1
脂肪供能比	34.6	36.4	33.2	32.9	36.1	29.7
蛋白质供能比	12.0	13.0	11.5	12.1	12.9	11.2

续表

	2015—2017 年			2010—2013 年		
	全国	城市	农村	全国	城市	农村
蛋白质的食物来源						
粮谷类	46.9	40.2	51.5	47.3	39.7	54.6
大豆类	5.9	6.4	5.6	5.4	6.3	4.5
动物性食物	35.2	40.5	31.4	30.7	36.2	25.4
其他	12.0	12.8	11.5	16.6	17.8	15.5
脂肪的食物来源						
动物性食物	38.6	38.8	38.4	35.9	34.3	37.4
植物性食物	61.4	61.2	61.6	64.1	65.7	62.6

附表 2-19　中国居民脂肪食物来源　　　单位：%

食物种类	合计	城市	农村	食物种类	合计	城市	农村
谷薯杂豆类	9.3	8.4	9.8	植物油	47.7	47.6	47.8
畜肉类	24.3	25.6	23.4	动物油	5.7	2.5	7.8
鱼禽蛋奶类	7.5	9.6	6.2	其他	3.2	3.8	2.8
大豆及制品	2.3	2.5	2.2				

附表 2-20　中国 6 岁及以上居民每日三餐率　　　单位：%

年龄/岁	全国			城市			农村		
	合计	男	女	小计	男	女	小计	男	女
合计	83.5	83.8	83.2	85.4	85.8	85.2	81.9	82.3	81.6
6~11	89.6	89.4	89.8	91.2	90.9	91.5	88.2	88.1	88.3
12~17	80.0	81.6	78.4	80.6	82.4	78.7	79.5	80.8	78.1
18~44	78.3	77.4	79.1	79.6	78.3	80.6	77.4	76.9	77.9
45~59	81.3	81.5	81.3	83.8	83.5	84.0	79.8	80.2	79.5
≥60	85.6	86.0	85.1	89.0	89.6	88.4	83.0	83.5	82.5

附表 2-21 中国 6 岁及以上居民过去 1 周至少一次在外就餐比例　　单位:%

年龄/岁	全国			城市			农村		
	合计	男	女	小计	男	女	小计	男	女
合计	46.3	49.6	43.1	52.8	56.4	49.4	41.2	44.4	38.2
6~11	69.7	70.0	69.3	68.8	69.5	68.1	70.4	70.5	70.3
12~17	84.6	84.3	85.0	81.8	81.5	82.2	87.1	86.8	87.5
18~44	33.2	39.5	27.9	50.9	57.6	45.6	21.2	27.7	15.5
45~59	19.8	27.1	13.5	30.0	38.9	22.6	13.5	20.1	7.7
≥60	9.1	11.5	6.6	13.5	16.4	10.7	5.8	8.0	3.4

附表 2-22 中国 6 岁及以上居民每周在外就餐频率分布　　单位:%

	经常在外就餐					其他			不在外就餐
	小计	9~11 餐	12~14 餐	15~17 餐	18~21 餐	6~8 餐	3~5 餐	<3 餐	
合计	22.3	4.9	5.8	6.6	5.0	8.0	12.7	3.4	53.7
年龄/岁									
6~11	26.6	8.9	7.0	7.7	3.1	10.4	28.6	4.1	30.4
12~17	59.0	7.9	12.4	20.8	17.9	8.4	14.3	2.9	15.4
18~44	12.5	3.7	5.4	1.3	2.0	10.3	6.5	3.9	66.8
45~59	5.4	1.6	2.3	0.5	1.0	7.0	4.2	3.3	80.2
≥60	1.4	0.4	0.6	0.1	0.4	2.9	2.2	2.5	91.0
性别									
男	23.8	5.3	6.3	6.8	5.4	9.0	13.2	3.6	50.4
女	20.9	4.5	5.3	6.3	4.7	7.0	12.1	3.2	56.9
地区									
城市	22.1	6.6	6.3	5.3	3.8	11.3	14.9	4.5	47.2
农村	22.4	3.5	5.4	7.5	6.0	5.4	10.9	2.5	58.8

附表 2-23　　中国 6 月龄以下婴儿纯母乳喂养率　　　　单位:%

	2017 年			2013 年		
	全国	城市	农村	全国	城市	农村
合计	34.1	34.1	34.1	20.8	18.4	23.6
男	32.2	33.1	31.4	20.9	20.8	20.9
女	36.0	35.1	36.9	20.8	19.6	22.3

附表 3-1　　中国 18 岁及以上居民身高均值　　　　单位:cm

年龄 / 岁	2018 年			2012 年		
	全国	城市	农村	全国	城市	农村
男性						
小计	167.8	169.0	166.6	167.1	168.0	166.2
18~44	169.7	170.7	168.6	168.5	169.4	167.6
45~59	166.4	167.2	165.7	166.1	167.1	165.0
≥60	163.3	164.5	162.4	163.5	164.5	162.3
女性						
小计	156.3	157.4	155.2	155.8	156.7	154.9
18~44	158.0	158.9	156.9	157.2	158.0	156.4
45~59	155.7	156.5	155.0	155.4	156.3	154.3
≥60	151.9	153.1	151.0	152.0	153.0	150.9

附表 3-2　中国 6~17 岁儿童身高变化

单位：cm

年龄/岁	城市								农村							
	男童				女童				男童				女童			
	1992年	2002年	2012年	2017年	1992年	2002年	2012年	2017年	1992年	2002年	2012年	2017年	1992年	2002年	2012年	2017年
6~	113.5	118.4	122.1	122.2	112.6	117.0	120.6	121.4	110.2	113.1	118.4	120.8	109.6	112.9	117.5	119.5
7~	120.8	124.0	126.0	126.9	118.7	122.6	124.4	125.6	116.1	119.6	123.9	124.1	114.7	118.2	122.6	122.8
8~	125.7	129.0	131.4	132.1	124.9	128.3	130.5	131.0	121.3	124.6	128.7	130.1	120.1	123.8	128.0	128.4
9~	130.7	134.4	136.1	138.2	130.7	133.5	136.0	137.8	126.0	129.1	133.3	134.1	125.5	128.8	133.1	133.5
10~	136.5	139.6	141.7	143.2	135.7	139.9	141.4	144.3	130.9	134.2	138.4	138.7	130.3	134.3	139.2	140.1
11~	141.3	144.9	147.5	149.9	141.9	145.8	148.5	150.5	135.1	139.2	144.0	144.1	135.5	140.0	144.4	146.4
12~	146.1	149.5	153.3	156.1	147.9	150.5	152.8	155.6	140.4	144.5	149.6	150.5	141.3	145.4	149.8	151.4
13~	154.3	156.6	160.0	163.5	152.0	154.5	156.6	158.7	147.6	149.9	155.9	157.6	146.7	150.1	153.5	153.5
14~	158.7	162.0	165.6	166.3	154.9	157.2	158.6	158.3	152.9	157.2	161.3	162.9	150.6	153.2	156.0	155.9
15~	164.1	167.6	167.7	171.3	156.5	158.3	158.8	160.2	158.1	161.4	165.2	168.6	151.9	154.8	156.9	158.0
16~	166.6	168.4	170.1	172.3	156.7	158.8	159.6	160.3	161.4	165.2	166.8	170.4	154.4	156.0	157.5	158.5
17~	167.6	170.2	171.0	173.2	157.2	158.6	159.3	160.1	163.4	166.3	168.3	170.3	154.5	157.0	158.1	157.9

附表 3-3　中国 2~5 岁儿童身高变化　　　　单位:cm

年龄/月	城市				农村			
	男童		女童		男童		女童	
	2015—2017年	2010—2013年	2015—2017年	2010—2013年	2015—2017年	2010—2013年	2015—2017年	2010—2013年
24~	92.7	92.2	91.6	91.1	90.8	89.8	89.7	88.8
36~	100.9	99.7	99.7	98.7	99.1	97.6	97.7	96.9
48~	107.5	106.8	106.7	105.7	105.8	104.9	104.8	104.2
60~71.9	114.4	113.9	113.3	112.7	112.0	110.8	110.9	109.5

附表 3-4　中国 18 岁及以上居民平均体重　　　　单位:kg

年龄/岁	2018年			2012年		
	全国	城市	农村	全国	城市	农村
男性						
小计	69.6	71.6	67.5	66.2	68.0	64.3
18~44	71.3	73.1	69.2	67.0	68.7	65.3
45~59	69.5	70.8	68.3	66.6	68.5	64.4
≥60	64.0	66.6	62.1	62.4	64.7	60.0
女性						
小计	59.0	59.4	58.5	57.3	58.2	56.3
18~44	58.8	58.9	58.8	56.7	57.2	56.3
45~59	60.8	61.1	60.5	59.5	60.4	58.4
≥60	56.7	58.6	55.2	55.6	57.4	53.6

附表 3-5　中国 6~17 岁儿童青少年体重变化趋势

单位：kg

年龄/岁	城市						农村					
	男童			女童			男童			女童		
	2015—2017年	2010—2013年	2002年	2015—2017年	2010—2013年	2002年	2015—2017年	2010—2013年	2002年	2015—2017年	2010—2013年	2002年
6~	24.2	24.6	22.2	22.9	23.3	21.1	23.1	22.4	19.4	21.7	21.6	18.7
7~	26.8	26.2	24.8	24.9	24.5	23.2	24.6	24.9	21.7	23.3	23.7	20.6
8~	30.1	29.7	27.2	28.3	28.0	26.0	28.1	27.4	23.9	26.3	26.6	22.9
9~	34.0	33.1	30.4	31.8	31.4	28.6	30.8	30.8	26.1	29.0	29.0	25.4
10~	37.7	37.3	33.8	36.2	34.5	32.8	33.5	34.0	28.6	33.3	33.1	28.2
11~	43.4	41.8	37.4	41.4	40.1	36.7	37.3	37.8	31.9	37.8	36.3	31.8
12~	48.0	45.2	40.5	46.2	43.9	40.5	42.0	41.8	35.4	42.1	41.0	35.8
13~	55.7	50.6	44.9	49.1	47.5	44.5	47.2	46.3	39.3	45.3	44.8	40.5
14~	56.7	56.2	49.4	50.8	50.5	47.2	51.6	50.7	45.1	47.5	47.7	44.1
15~	63.0	57.7	55.2	54.1	51.5	50.8	57.7	54.0	48.6	51.5	50.0	46.7
16~	64.6	60.4	57.2	54.3	52.9	52.2	60.1	56.3	53.0	51.8	50.8	49.2
17~	64.7	61.7	58.7	52.8	52.7	51.9	59.7	58.0	54.9	52.1	51.6	51.2

附表 3-6　中国 2~5 岁儿童体重变化　　　　　单位:kg

年龄 /月	城市				农村			
	男童		女童		男童		女童	
	2015—2017 年	2010—2013 年	2015—2017 年	2010—2013 年	2015—2017 年	2010—2013 年	2015—2017 年	2010—2013 年
24~	14.1	14.0	13.5	13.5	13.6	13.5	13.0	12.9
36~	16.3	16.1	15.7	15.5	16.0	15.5	15.1	15.0
48~	18.4	18.3	17.6	17.6	17.8	17.5	17.1	16.9
60~71.9	21.3	20.9	20.1	20.1	19.9	19.6	19.0	18.8

附表 3-7　中国 18 岁及以上居民低体重营养不良率　　　　　单位:%

年龄 / 岁	2018 年			2012 年		
	全国	城市	农村	全国	城市	农村
合计	4.2	4.3	4.1	6.0	5.3	6.6
18~44	5.6	5.9	5.2	7.5	7.5	7.6
45~59	1.4	1.4	1.4	2.5	1.9	3.3
≥60	3.8	2.7	4.7	6.1	4.2	8.1
男性						
小计	3.9	3.8	3.9	5.9	4.9	6.8
18~44	5.0	5.1	4.9	7.3	6.7	7.8
45~59	1.3	1.3	1.3	2.5	1.8	3.4
≥60	3.9	2.8	4.8	6.5	4.5	8.5
女性						
小计	4.6	4.8	4.3	6.0	5.7	6.3
18~44	6.2	6.7	5.6	7.9	8.4	7.3
45~59	1.5	1.5	1.5	2.5	2.0	3.1
≥60	3.7	2.6	4.6	5.7	4.0	7.6

附表 3-8　中国 6~17 岁儿童青少年生长迟缓率　　　　　单位:%

年龄 / 岁	全国			城市			农村		
	合计	男童	女童	合计	男童	女童	合计	男童	女童
6~	1.0	1.1	0.8	1.1	1.3	0.9	0.9	1.0	0.8
7~	2.0	2.0	2.0	0.9	1.0	0.8	2.8	2.7	2.8

续表

年龄 / 岁	全国			城市			农村		
	合计	男童	女童	合计	男童	女童	合计	男童	女童
8~	1.5	1.7	1.2	1.1	1.6	0.5	1.8	1.9	1.6
9~	1.7	2.0	1.2	1.0	1.5	0.5	2.2	2.5	1.8
10~	2.5	2.8	2.1	1.2	1.7	0.7	3.4	3.6	3.1
11~	1.6	1.7	1.6	0.5	0.7	0.3	2.4	2.4	2.4
12~	0.8	0.7	1.0	0.3	0.3	0.2	1.3	1.1	1.7
13~	1.2	1.0	1.5	0.3	0.3	0.2	2.2	1.7	2.7
14~	1.2	0.5	1.9	0.2	0.0	0.4	1.9	0.9	3.0
15~	1.9	1.2	2.6	1.9	1.5	2.3	2.0	0.9	3.0
16~	1.7	1.0	2.5	1.2	1.2	1.3	2.3	0.8	3.9
17~	2.3	1.4	3.5	1.8	0.8	3.0	2.8	2.1	3.9
合计	1.7	1.5	1.9	1.0	1.0	1.0	2.2	1.9	2.6

附表 3-9　中国 6~17 岁儿童青少年消瘦率　　　　单位:%

年龄 / 岁	全国			城市			农村		
	合计	男童	女童	合计	男童	女童	合计	男童	女童
6~	9.2	9.9	8.5	10.5	10.8	10.3	8.3	9.4	7.1
7~	10.6	10.5	10.7	12.4	12.5	12.3	9.2	9.0	9.4
8~	5.6	5.2	6.2	5.1	3.9	6.5	6.1	6.2	6.0
9~	10.5	9.5	11.8	10.3	9.9	10.9	10.6	9.1	12.6
10~	9.6	9.9	9.2	10.0	10.5	9.4	9.3	9.5	9.0
11~	9.7	11.9	7.2	7.6	9.0	5.8	11.1	13.8	8.0
12~	9.9	13.3	5.9	8.1	10.5	5.5	11.5	15.7	6.3
13~	9.1	12.3	5.3	7.4	10.1	4.2	10.7	14.6	6.4
14~	9.5	12.0	6.4	7.9	10.6	4.5	10.6	13.1	7.7
15~	6.4	8.8	4.0	5.9	8.0	3.7	6.9	9.6	4.3
16~	7.6	9.4	5.7	7.1	8.4	5.8	8.2	10.6	5.5
17~	8.9	11.7	5.1	8.2	9.4	6.5	9.6	14.2	3.5
合计	8.7	10.2	7.0	8.1	9.2	6.8	9.3	11.1	7.1

附表 3-10　中国 6~17 岁儿童青少年营养不足变化　　　　　单位:%

		生长迟缓率		消瘦率	
		2015—2017 年	2010—2013 年	2015—2017 年	2010—2013 年
合计	男童	1.5	3.6	10.2	10.4
	女童	1.9	2.8	7.0	7.3
	合计	1.7	3.2	8.7	9.0
城市	男童	1.0	1.6	9.2	8.8
	女童	1.0	1.5	6.8	6.7
	合计	1.0	1.5	8.1	7.8
农村	男童	1.9	5.4	11.1	11.9
	女童	2.6	3.9	7.1	7.8
	合计	2.2	4.7	9.3	10.0

附表 3-11　中国 6 岁以下儿童生长迟缓率　　　　　单位:%

年龄 / 岁	全国			城市			农村		
	合计	男童	女童	合计	男童	女童	合计	男童	女童
0~	3.3	3.9	2.6	2.6	3.5	1.5	3.8	4.1	3.3
1~	6.7	8.4	4.8	5.6	6.4	4.6	7.6	9.8	5.0
2~	5.1	5.2	5.0	3.8	4.1	3.4	6.0	6.0	6.1
3~	4.1	4.6	3.6	2.4	2.4	2.3	5.4	6.1	4.5
4~	4.5	4.4	4.6	2.5	2.1	2.9	5.9	6.0	5.7
5~	5.1	5.6	4.5	4.1	5.7	2.1	5.9	5.5	6.2
合计	4.8	5.4	4.2	3.5	4.0	2.9	5.8	6.3	5.1

附表 3-12　中国 6 岁以下儿童低体重率　　　　　单位:%

年龄 / 岁	全国			城市			农村		
	合计	男童	女童	合计	男童	女童	合计	男童	女童
0~	1.4	1.6	1.2	1.0	1.4	0.6	1.6	1.7	1.5
1~	2.4	2.5	2.2	2.5	2.2	2.9	2.2	2.6	1.8
2~	1.8	1.7	1.9	1.1	1.1	1.2	2.3	2.2	2.4
3~	1.5	1.5	1.5	1.0	1.2	0.7	1.8	1.7	2.0
4~	2.2	2.4	1.9	1.4	1.6	1.2	2.7	3.0	2.3
5~	2.8	2.7	2.9	1.9	2.3	1.3	3.5	3.0	4.1
合计	2.0	2.1	1.9	1.5	1.6	1.3	2.4	2.4	2.3

附表 3-13　中国 6 岁以下儿童消瘦率　　　　单位:%

年龄 / 岁	全国			城市			农村		
	合计	男童	女童	合计	男童	女童	合计	男童	女童
0~	2.5	2.5	2.5	2.0	2.0	2.1	2.8	2.8	2.7
1~	1.8	1.9	1.6	1.6	1.6	1.5	2.0	2.2	1.8
2~	1.9	1.8	2.0	1.4	1.7	1.0	2.2	1.8	2.7
3~	1.4	1.4	1.4	1.1	1.0	1.2	1.6	1.7	1.5
4~	2.1	2.0	2.2	2.1	1.9	2.3	2.1	2.1	2.1
5~	2.5	2.5	2.5	2.1	2.7	1.4	2.8	2.3	3.4
合计	2.0	2.0	2.0	1.7	1.8	1.6	2.2	2.1	2.3

附表 3-14　中国 6 岁以下儿童营养不足变化　　　　单位:%

	生长迟缓率		低体重率		消瘦率	
	2015—2017 年	2010—2013 年	2015—2017 年	2010—2013 年	2015—2017 年	2010—2013 年
男童	5.4	8.7	2.1	2.6	2.0	2.0
女童	4.2	7.4	1.9	2.4	2.0	2.0
合计	4.8	8.1	2.0	2.5	2.0	2.0

附表 3-15　中国 18 岁及以上居民血红蛋白水平　　　　单位:g/L

年龄 / 岁		全国	城市	农村
合计	小计	145.9	145.9	145.9
	18~44	146.6	146.5	146.8
	45~59	146.5	146.3	146.7
	≥60	142.6	142.9	142.4
男性	小计	157.4	157.3	157.4
	18~44	159.7	159.1	160.4
	45~59	157.0	156.9	157.2
	≥60	150.0	150.2	149.7
女性	小计	134.5	134.4	134.5
	18~44	133.5	133.7	133.3
	45~59	135.8	135.3	136.3
	≥60	135.6	135.9	135.4

附表 3-16　中国 18 岁及以上居民贫血率　　　单位:%

年龄 / 岁	2018 年			2012 年		
	全国	城市	农村	全国	城市	农村
合计	8.7	7.8	9.7	10.4	10.4	10.3
18~44	8.5	7.4	9.9	10.2	10.3	10.0
45~59	7.8	7.4	8.1	9.5	9.4	9.5
≥60	10.6	9.8	11.3	12.6	12.5	12.6
男性						
小计	4.2	3.5	4.9	7.3	7.1	7.4
18~44	2.6	2.1	3.2	5.8	5.5	6.0
45~59	4.0	3.6	4.3	9.5	7.3	7.6
≥60	10.1	9.7	10.4	12.6	12.4	12.9
女性						
小计	13.2	12.0	14.4	13.6	13.8	13.4
18~44	14.5	12.8	16.5	15.0	15.4	14.5
45~59	11.7	11.4	12.0	11.6	11.5	11.8
≥60	11.2	9.8	12.2	12.4	12.6	12.2

附表 3-17　中国 6~17 岁儿童青少年血红蛋白水平　　　单位:g/L

性别	年龄 / 岁	全国	城市	农村
合计	6~11	133.2	134.4	132.3
	12~17	142.3	143.5	141.1
男童	6~11	133.4	134.8	132.4
	12~17	149.6	151.3	147.9
女童	6~11	133.0	133.9	132.3
	12~17	134.1	134.8	133.4

附表 3-18　中国 6~17 岁儿童青少年贫血率　　　单位:%

性别	年龄 / 岁	2015—2017 年			2010—2013 年		
		全国	城市	农村	全国	城市	农村
合计	6~11	4.4	3.5	5.0	5.0	4.5	5.5
	12~17	6.6	5.4	7.8	8.0	7.9	8.1
男童	6~11	4.2	3.5	4.8	4.7	4.0	5.3
	12~17	3.3	2.6	3.9	7.0	6.6	7.5
女童	6~11	4.5	3.5	5.2	5.4	5.0	5.8
	12~17	10.4	8.6	12.2	9.1	9.4	8.8

附表 3-19　中国 6 岁以下儿童血红蛋白水平　　　　　　　　单位：g/L

	年龄 / 月龄	全国	城市	农村
合计	小计	119.2	120.9	118.0
	0~23	113.0	114.5	112.0
	24~71	122.2	124.0	121.0
男童	小计	119.2	120.9	118.1
	0~23	113.0	114.3	112.1
	24~71	122.3	124.0	121.1
女童	小计	119.2	121.0	117.9
	0~23	113.0	114.6	111.9
	24~71	122.2	124.0	120.8

附表 3-20　中国 6 岁以下儿童贫血率　　　　　　　　　　单位：%

	年龄 / 月龄	全国	城市	农村
合计	小计	21.2	15.0	25.6
	6~23	36.9	29.5	42.0
	24~71	15.1	9.6	19.1
男童	小计	21.5	15.6	25.7
	6~23	37.2	30.6	41.7
	24~71	15.5	10.0	19.5
女童	小计	20.8	14.4	25.4
	6~23	36.5	28.2	42.3
	24~71	14.7	9.3	18.8

附表 3-21　中国孕妇血红蛋白水平　　　　　　　　　　　单位：g/L

	2015—2017 年	2010—2013 年		2015—2017 年	2010—2013 年
全国	125.6	122.9	农村	125.4	123.6
城市	125.7	122.1			

附表 3-22　中国孕妇贫血患病率变化　　　　　　　　　　单位：%

	2015—2017 年	2010—2013 年	2002 年		2015—2017 年	2010—2013 年	2002 年
合计	13.6	17.2	28.9	农村	13.6	17.5	30.4
城市	13.6	16.9	25.3				

附表 3-23　中国乳母血红蛋白水平　　　　　　　　　　单位:g/L

	2015—2017 年	2010—2013 年		2015—2017 年	2010—2013 年
全国	130.2	136.1	农村	129.6	136.1
城市	131.1	136.1			

附表 3-24　中国乳母贫血患病率变化　　　　　　　　　单位:%

	2015—2017 年	2010—2013 年	2002 年		2015—2017 年	2010—2013 年	2002 年
全国	17.2	10.5	30.7	农村	19.4	11.5	33.2
城市	14.0	9.2	25.3				

附表 3-25　中国 18 岁及以上
居民血清视黄醇含量
单位:μmol/L

年龄 / 岁	全国	城市	农村
合计	1.96	1.97	1.95
18~44	1.91	1.93	1.90
45~5	2.04	2.03	2.04
≥60	1.94	1.96	1.92
男性			
小计	2.11	2.12	2.10
18~44	2.18	2.18	2.18
45~59	2.24	2.19	2.26
≥60	2.00	2.02	1.98
女性			
小计	1.83	1.86	1.81
18~44	1.70	1.71	1.69
45~59	1.88	1.92	1.87
≥60	1.89	1.90	1.87

附表 3-26　中国 18 岁及以上
居民血清维生素 A 缺乏率
单位:%

年龄 / 岁	全国	城市	农村
合计	0.51	0.35	0.68
18~44	0.48	0.27	0.73
45~59	0.28	0.20	0.36
≥60	0.98	0.96	0.99
男性			
小计	0.42	0.21	0.65
18~44	0.27	0.00	0.61
45~59	0.27	0.17	0.37
≥60	1.20	1.25	1.17
女性			
小计	0.61	0.50	0.72
18~44	0.69	0.55	0.87
45~59	0.29	0.23	0.36
≥60	0.76	0.69	0.82

附表 3-27　中国 18 岁及以上
居民血清维生素 A 边缘缺乏率

单位：%

年龄 / 岁	全国	城市	农村
合计	4.14	4.27	4.00
18~44	4.65	5.00	4.22
45~59	3.16	3.04	3.28
≥60	3.81	3.09	4.38
男性			
小计	2.42	2.58	2.25
18~44	2.13	2.50	1.68
45~59	2.18	2.44	1.93
≥60	3.82	3.16	4.34
女性			
小计	5.89	6.00	5.77
18~44	7.25	7.61	6.83
45~59	4.18	3.67	4.67
≥60	3.80	3.02	4.41

附表 3-28　中国 6~17 岁儿童
青少年血清视黄醇含量

单位：μmol/L

年龄 / 岁	全国	城市	农村
合计	1.35	1.40	1.31
6~11	1.26	1.32	1.23
12~17	1.47	1.51	1.44
男童			
小计	1.35	1.40	1.30
6~11	1.26	1.30	1.21
12~17	1.47	1.54	1.44
女童			
小计	1.36	1.39	1.33
6~11	1.28	1.33	1.24
12~17	1.44	1.47	1.42

附表 3-29　中国 6~17 岁儿童
青少年血清维生素 A 缺乏率

单位：%

年龄 / 岁	全国	城市	农村
合计	0.96	0.64	1.24
6~11	1.50	1.03	1.86
12~17	0.46	0.35	0.57
男童			
小计	1.08	0.65	1.45
6~11	1.69	0.99	2.22
12~17	0.50	0.39	0.61
女童			
小计	0.82	0.63	1.00
6~11	1.28	1.07	1.43
12~17	0.41	0.30	0.53

附表 3-30　中国 6~17 岁儿童
青少年血清维生素 A 边缘缺乏率

单位：%

年龄 / 岁	全国	城市	农村
合计	14.71	10.91	18.14
6~11	21.15	15.74	25.18
12~17	8.82	7.24	10.51
男童			
小计	14.86	10.43	18.82
6~11	21.83	15.39	26.61
12~17	8.32	6.56	10.19
女童			
小计	14.53	11.44	17.35
6~11	20.34	16.15	23.49
12~17	9.37	8.00	10.86

附表 3-31　中国 18 岁及以上居民铁蛋白水平 $(\bar{x}_G)$

单位：ng/ml

年龄 / 岁	合计	城市	农村
合计	99.0	99.8	98.1
18~44	81.7	85.2	77.6
45~59	117.9	118.1	117.8
≥60	150.3	152.7	148.4
孕妇	23.0	23.8	21.8
男性			
小计	184.6	190.9	177.9
18~44	185.2	193.5	175.4
45~59	192.4	194.7	190.1
≥60	170.3	172.8	168.3
女性			
小计	53.0	51.7	54.3
18~44	35.7	36.9	34.3
45~59	71.4	70.3	72.5
≥60	133.6	135.9	131.7

注： $\bar{x}_G$ 为几何均数。

附表 3-32　中国 18 岁及以上居民低血清铁蛋白率

单位：%

年龄 / 岁	合计	城市	农村
合计	13.3	13.1	13.4
18~44	17.7	16.6	19.2
45~59	9.4	9.6	9.2
≥60	3.1	3.2	3.1
孕妇	54.4	53.3	56.0
男性			
小计	2.4	2.3	2.6
18~44	2.3	2.1	2.6
45~59	2.4	2.4	2.3
≥60	2.9	2.9	2.8
女性			
小计	24.1	24.0	24.3
18~44	33.4	31.4	35.7
45~59	16.6	17.1	16.1
≥60	3.4	3.4	3.4

附表 3-33　中国 6~17 岁儿童青少年铁蛋白水平 $(\bar{x}_G)$

单位：ng/ml

年龄 / 岁	合计	城市	农村
合计	56.6	57.9	55.5
6~11	60.4	62.0	59.3
12~17	53.1	54.8	51.3
男童			
小计	66.4	69.4	63.8
6~11	60.5	62.2	59.3
12~17	72.7	75.8	69.6
女童			
小计	47.3	47.2	47.3
6~11	60.3	61.7	59.3
12~17	37.6	38.5	36.7

注： $\bar{x}_G$ 为几何均数。

附表 3-34　中国 6~17 岁儿童青少年低血清铁蛋白率

单位：%

年龄 / 岁	合计	城市	农村
合计	11.2	11.8	10.6
6~11	5.5	6.0	5.2
12~17	16.7	16.4	16.9
男童			
小计	6.1	6.3	5.9
6~11	5.5	6.0	5.2
12~17	6.7	6.6	6.9
女童			
小计	16.9	18.0	16.0
6~11	5.5	6.0	5.2
12~17	27.6	27.1	28.1

附表 3-35　中国 18 岁及以上居民超重率　　　单位：%

年龄 / 岁	2018 年			2012 年		
	全国	城市	农村	全国	城市	农村
合计	34.3	34.4	34.2	30.1	32.4	27.8
18~44	30.4	30.0	30.8	26.4	27.5	25.4
45~59	41.6	41.9	41.3	36.9	39.1	34.3
≥60	36.6	40.6	33.5	31.9	36.6	26.9
男性						
小计	36.1	37.8	34.4	30.3	33.8	26.9
18~44	33.6	34.5	32.5	27.8	30.4	25.3
45~59	42.0	43.9	40.0	35.5	38.6	31.8
≥60	35.9	41.0	31.8	31.0	36.5	25.3
女性						
小计	32.5	31.1	34.0	29.9	30.9	28.8
18~44	27.1	25.5	29.2	24.9	24.4	25.4
45~59	41.2	39.8	42.5	38.3	39.5	36.9
≥60	37.4	40.1	35.2	32.7	36.6	28.5

附表 3-36　中国 18 岁及以上居民肥胖率　　　单位：%

年龄 / 岁	2018 年			2012 年		
	全国	城市	农村	全国	城市	农村
合计	16.4	17.5	15.3	11.9	13.2	10.5
18~44	16.4	17.4	15.2	11.0	12.1	10.0
45~59	18.3	18.6	18.0	13.9	15.1	12.5
≥60 岁	13.6	16.3	11.6	11.6	13.6	9.4
男性						
小计	18.2	21.0	15.1	12.1	14.1	10.1
18~44	20.1	23.1	16.4	13.1	15.1	11.2
45~59	18.3	19.7	16.8	12.1	14.1	9.6
≥60	11.2	14.1	9.0	8.6	10.6	6.5
女性						
小计	14.7	14.0	15.5	11.7	12.3	11.0
18~44	12.7	11.6	14.1	8.8	9.0	8.8
45~59	18.4	17.4	19.3	15.8	16.1	15.5
≥60	16.0	18.3	14.1	14.4	16.5	12.2

附表 3-37　中国 18 岁及以上居民近 1 个月内体重测量率　　　单位:%

年龄 / 岁	全国	城市	农村	年龄 / 岁	全国	城市	农村
合计	59.2	64.2	53.8	45~59	54.5	58.2	51.0
18~44	64.2	67.4	60.3	≥60	47.7	56.1	41.2
45~59	56.3	61.4	51.3	女性			
≥60	46.4	55.3	39.4	小计	61.3	67.6	54.5
男性				18~44	67.6	71.8	62.3
小计	57.2	61.0	53.1	45~59	58.0	64.8	51.6
18~44	61.0	63.1	58.3	≥60	45.1	54.6	37.6

附表 3-38　中国 6~17 岁儿童青少年超重率　　　单位:%

年龄 / 岁	全国			城市			农村		
	合计	男童	女童	合计	男童	女童	合计	男童	女童
6~	11.6	11.1	12.1	12.3	11.5	13.0	11.1	10.8	11.4
7~	11.2	11.3	11.1	12.5	10.8	14.5	10.3	11.7	8.6
8~	10.4	12.0	8.5	11.5	13.9	8.5	9.6	10.6	8.5
9~	9.9	10.8	8.6	11.1	12.7	9.1	8.8	9.3	8.2
10~	10.3	12.9	7.4	12.3	14.7	9.8	8.9	11.8	5.8
11~	11.2	14.7	7.2	15.6	20.8	9.3	8.4	10.6	5.8
12~	11.1	13.5	8.2	13.3	16.3	9.9	9.2	11.3	6.6
13~	11.7	13.8	9.2	14.2	16.9	10.9	9.2	10.6	7.7
14~	9.8	9.7	9.9	12.0	13.1	10.6	8.2	7.1	9.4
15~	12.0	12.9	11.2	13.9	15.2	12.5	9.9	10.1	9.8
16~	12.1	14.0	10.2	13.1	15.1	11.2	10.9	12.7	8.9
17~	9.9	11.6	7.6	11.5	13.6	8.8	8.1	9.5	6.3
合计	11.1	12.7	9.3	12.9	14.8	10.8	9.5	10.8	7.9

附表 3-39　中国 6~17 岁儿童青少年肥胖率　　　单位:%

年龄 / 岁	全国			城市			农村		
	合计	男童	女童	合计	男童	女童	合计	男童	女童
6~	10.4	13.0	7.4	13.7	16.3	10.8	8.1	10.8	5.0
7~	8.9	11.0	6.4	12.3	15.9	8.1	6.3	7.3	5.1

续表

年龄 / 岁	全国			城市			农村		
	合计	男童	女童	合计	男童	女童	合计	男童	女童
8~	10.7	12.6	8.6	14.2	15.9	12.1	8.1	9.9	6.0
9~	10.6	13.8	6.5	12.8	17.1	7.5	8.8	11.2	5.7
10~	8.7	10.6	6.5	11.4	15.4	7.0	6.7	7.3	6.1
11~	8.0	9.9	5.8	10.5	13.4	7.2	6.3	7.5	4.9
12~	8.2	9.9	6.2	10.7	13.1	8.0	6.0	7.2	4.5
13~	7.3	10.3	3.8	9.8	15.0	3.5	4.9	5.6	4.1
14~	5.5	6.9	3.9	7.8	9.2	6.1	3.8	5.0	2.4
15~	6.7	8.3	5.2	8.6	11.1	6.2	4.5	5.0	4.1
16~	6.2	8.4	4.0	8.6	11.7	5.5	3.4	4.6	2.0
17~	4.3	5.6	2.4	5.2	7.5	2.1	3.2	3.6	2.8
合计	7.9	10.0	5.6	10.3	13.3	6.8	5.9	7.1	4.5

附表 3-40　中国 6~17 岁儿童青少年超重率、肥胖率变化　　单位:%

		超重率			肥胖率		
		2015—2017 年	2015 年发布结果调整后值 *	2015 年发布结果(2010—2013 年)	2015—2017 年	2015 年发布结果调整后值 *	2015 年发布结果(2010—2013 年)
全国	男童	12.7	12.2	10.9	10.0	9.2	7.8
	女童	9.3	9.2	8.2	5.6	6.0	4.8
	合计	11.1	10.7	9.6	7.9	7.6	6.4
城市	男童	14.8	14.6	12.8	13.3	11.7	9.7
	女童	10.8	10.2	9	6.8	6.9	5.5
	合计	12.9	12.4	11	10.3	9.3	7.7
农村	男童	10.8	9.8	9.3	7.1	6.7	6.2
	女童	7.9	8.1	7.4	4.5	5.0	4.1
	合计	9.5	9.0	8.4	5.9	5.9	5.2

　* 注:由于 2015 年发布的 6~17 岁儿童青少年超重率和肥胖率数据采用《中国学龄儿童少年超重和肥胖预防与控制指南》中分年龄性别的 BMI 超重肥胖判定标准,为保证与 2020 年发布结果的可比性,本《报告》使用最新的《学龄儿童青少年超重与肥胖筛查》(WS/T 586—2018)对 2015 年发布结果进行调整,使用调整后值与本次发布的数据进行比较。

附表 3-41　中国 6 岁以下儿童超重率　　　　　单位:%

年龄 / 岁	全国			城市			农村		
	合计	男童	女童	合计	男童	女童	合计	男童	女童
0	9.6	10.0	9.1	8.9	9.7	7.8	10.0	10.2	9.9
1	7.2	8.7	5.3	6.8	8.6	4.7	7.4	8.8	5.8
2	4.5	5.6	3.2	4.3	4.9	3.7	4.6	6.1	2.9
3	3.9	5.0	2.6	3.7	5.0	2.0	4.1	5.0	3.0
4	3.4	4.0	2.7	3.8	4.7	2.7	3.2	3.6	2.7
5	12.9	15.2	10.1	14.5	17.5	10.9	11.7	13.5	9.5
合计	6.8	8.0	5.4	6.9	8.3	5.2	6.7	7.7	5.5

附表 3-42　中国 6 岁以下儿童肥胖率　　　　　单位:%

年龄 / 岁	全国			城市			农村		
	合计	男童	女童	合计	男童	女童	合计	男童	女童
0	4.9	5.2	4.5	3.7	4.0	3.4	5.7	6.0	5.3
1	2.9	3.1	2.6	3.2	3.6	2.6	2.7	2.8	2.6
2	2.3	2.6	1.9	2.1	2.5	1.8	2.4	2.8	2.0
3	2.1	2.7	1.4	1.3	1.7	0.8	2.7	3.4	1.9
4	2.4	2.9	1.7	2.2	2.7	1.6	2.5	3.0	1.8
5	7.1	9.3	4.5	7.9	10.3	5.1	6.5	8.6	4.1
合计	3.6	4.2	2.7	3.4	4.1	2.5	3.7	4.3	2.9

附表 3-43　中国 6 岁以下儿童超重率、肥胖率变化　　　　　单位:%

		超重率			肥胖率		
		2015—2017 年	2010—2013 年	2002 年	2015—2017 年	2010—2013 年	2002 年
合计	男童	8.0	9.4	7.3	4.2	3.6	3.0
	女童	5.4	7.2	5.5	2.7	2.5	2.2
	合计	6.8	8.4	6.5	3.6	3.1	2.7
城市	男童	8.3	9.7	8.8	4.1	4.1	3.4
	女童	5.2	6.9	6.4	2.5	2.4	1.9
	合计	6.9	8.4	7.7	3.4	3.3	2.7

续表

		超重率			肥胖率		
		2015—2017 年	2010—2013 年	2002 年	2015—2017 年	2010—2013 年	2002 年
农村	男童	7.7	9.2	6.1	4.3	3.3	2.8
	女童	5.5	7.4	4.7	2.9	2.5	2.5
	合计	6.7	8.4	5.5	3.7	2.9	2.7

附表 4-1　中国居民蔬菜和水果摄入达到膳食指南推荐值的百分比　　单位:%

年龄 / 岁	<50%	50%~	80%~	≥100%	年龄 / 岁	<50%	50%~	80%~	≥100%
新鲜蔬菜					新鲜水果				
合计	30.2	27.0	13.9	28.9	合计	87.1	6.9	2.2	3.8
2~	74.2	16.8	4.4	4.6	2~	74.8	11.7	3.1	10.4
4~	67.3	20.1	6.0	6.6	4~	83.9	8.6	3.0	4.6
7~	60.8	25.2	7.2	6.8	7~	83.3	8.1	3.1	5.6
11~	65.5	24.6	5.6	4.3	11~	85.9	8.0	2.9	3.2
14~	66.6	22.6	5.1	5.7	14~	93.3	4.3	1.3	1.2
18~	26.2	27.3	14.8	31.7	18~	87.1	7.0	2.2	3.7
65~	27.9	28.4	14.3	29.5	65~	89.1	5.8	2.0	3.1

注:推荐值参照《中国居民膳食指南 (2016)》。

附表 4-2　中国 6~17 岁儿童青少年含糖饮料经常饮用率　　单位:%

	经常饮用				其他	
	小计	≥1 次/天	6 次/周	5 次/周	≤4 次/周	不喝
合计	18.9	13.6	2.2	3.1	42.8	38.3
性别						
男	20.4	14.7	2.4	3.3	43.6	36.0
女	17.3	12.5	1.9	2.9	42.2	40.5
年龄 / 岁						
6~11	13.3	9.4	1.5	2.4	43.3	43.4
12~17	26.0	19.1	3.0	3.9	42.3	31.7
地区						
城市	21.2	15.2	2.5	3.5	44.2	34.6
农村	16.7	12.1	1.8	2.8	41.7	41.6

附表 4-3　中国 18 岁及以上居民年人均酒精摄入量　单位：L

年龄/岁	全国	城市	农村
合计	3.4	2.9	3.8
18~44	2.6	0.8	0.4
45~59	4.8	0.7	0.7
≥60	3.9	1.7	0.7
男性			
小计	6.3	5.5	7.3
18~44	4.8	4.3	5.5
45~59	9.1	8.0	10.2
≥60	7.4	6.4	8.2
女性			
小计	0.3	0.3	0.3
18~44	0.3	0.3	0.2
45~59	0.4	0.4	0.4
≥60	0.5	0.4	0.5

附表 4-4　中国 18 岁及以上居民 30 天内饮酒率　单位：%

年龄/岁	全国	城市	农村
合计	28.3	28.6	28.1
18~44	28.5	28.3	28.8
45~59	31.3	32.3	30.3
≥60	23.5	23.7	23.3
男性			
小计	46.2	45.5	47.0
18~44	45.8	44.3	47.8
45~59	51.5	51.9	51.1
≥60	39.3	39.7	39.1
女性			
小计	10.2	11.4	9.0
18~44	10.7	11.8	9.4
45~59	10.5	12.0	9.1
≥60	8.3	8.6	8.0

附表 4-5　中国 18 岁及以上饮酒者经常饮酒率　单位：%

年龄/岁	全国	城市	农村
合计	19.9	16.0	24.5
18~44	10.6	8.6	13.2
45~59	29.4	25.3	33.9
≥60	44.1	37.6	49.7
男性			
小计	23.9	19.9	28.3
18~44	13.1	11.0	15.7
45~59	35.1	31.1	39.3
≥60	49.5	43.2	54.6
女性			
小计	7.2	5.1	10.2
18~44	2.8	2.2	3.9
45~59	9.6	7.4	12.5
≥60	24.9	18.8	30.8

附表 4-6　中国 18 岁及以上饮酒者有害饮酒率　单位：%

年龄/岁	全国	城市	农村
合计	8.6	6.9	10.5
18~44	5.4	4.7	6.2
45~59	12.7	10.3	15.3
≥60	15.2	12.1	17.8
男性			
小计	10.7	9.0	12.7
18~44	6.9	6.2	7.7
45~59	15.7	13.1	18.4
≥60	18.0	14.8	20.7
女性			
小计	1.6	1.3	2.2
18~44	0.8	0.8	0.7
45~59	2.3	1.8	3.0
≥60	4.9	3.0	6.7

注：酒精摄入量是采用食物频率表收集调查对象调查前 12 个月内各类酒精饮料的饮用情况，包括饮用与否、饮用频率和单次饮用量，经汇总计算后获得年纯酒精摄入体积。

附表 4-7　中国 18 岁及以上居民身体活动不足率　单位：%

年龄 / 岁	全国	城市	农村
合计	22.3	22.0	22.6
18~44	23.9	24.0	23.7
45~59	18.2	18.1	18.2
≥60	23.1	20.1	25.6
男性			
小计	24.4	24.3	24.6
18~44	26.2	26.1	26.2
45~59	21.1	21.4	20.7
≥60	23.5	21.2	25.2
女性			
小计	20.2	19.8	20.7
18~44	21.6	21.9	21.2
45~59	15.2	14.8	15.7
≥60	22.8	18.9	25.9

附表 4-8　中国 18 岁及以上居民业余静态行为时间　单位：h/d

年龄 / 岁	全国	城市	农村
合计	3.2	3.7	2.7
18~44	3.8	4.3	3.2
45~59	2.6	2.9	2.2
≥60	2.1	2.5	1.8
男性			
小计	3.3	3.8	2.8
18~44	3.9	4.3	3.4
45~59	2.7	3.1	2.4
≥60	2.3	2.8	2.0
女性			
小计	3.1	3.6	2.5
18~44	3.7	4.3	3.1
45~59	2.4	2.8	2.0
≥60	1.9	2.3	1.5

附表 4-9　中国 6~17 岁儿童青少年身体活动不足率　单位：%

年龄 / 岁	全国	城市	农村	年龄 / 岁	全国	城市	农村
合计	86.0	86.1	86.0	女童			
6~11	85.0	85.4	84.6	小计	88.6	88.7	88.5
12~17	87.3	86.9	87.6	6~11	86.6	87.0	86.3
男童				12~17	91.1	90.9	91.2
小计	83.5	83.4	83.5				
6~11	83.4	83.9	83.0				
12~17	83.5	82.9	84.0				

附表 4-10 中国 6~17 岁儿童青少年平均每天业余静态行为时间

年龄 / 岁	总静态时间		视屏时间 /min						阅读书籍杂志报纸 / min
	min	h	小计	电视影碟	玩手机	电视游戏（xbox/ playstation 等）	电脑(ipad/ ipod/ 平板等）	其他电子屏幕产品	
合计	127.0	2.1	123.4	47.5	31.6	3.4	11.5	3.7	29.4
6~11	108.4	1.8	106.1	53.5	17.6	2.4	8.1	2.3	24.6
12~17	151.0	2.5	145.6	39.6	49.6	4.7	16.0	5.5	35.7
男性									
小计	131.0	2.2	127.2	48.7	33.2	4.1	13.4	3.8	27.8
6~11	111.2	1.9	108.9	55.2	19.0	2.8	8.7	2.4	23.2
12~17	156.3	2.6	150.8	40.3	51.5	5.9	19.3	5.6	33.8
女性									
小计	123.1	2.1	119.5	46.2	29.9	2.7	9.7	3.6	31.0
6~11	105.6	1.8	103.5	51.8	16.3	2.0	7.5	2.2	26.0
12~17	145.7	2.4	140.4	39.0	47.6	3.6	12.7	5.4	37.5
城市									
小计	135.8	2.3	131.2	43.4	34.2	4.3	14.0	4.6	35.4
6~11	114.9	1.9	112.1	47.2	19.5	3.2	10.6	2.9	31.7
12~17	163.0	2.7	156.1	38.5	53.3	5.7	18.4	6.9	40.2
农村									
小计	119.1	2.0	116.3	51.1	29.2	2.6	9.3	2.8	24.1
6~11	102.5	1.7	100.7	59.3	16.0	1.6	5.8	1.8	18.2
12~17	140.3	2.3	136.1	40.7	46.2	3.8	13.8	4.1	31.6

附表 5-1　中国居民前 10 位癌症发病构成分布情况

性别		合计				城市				农村			
	癌症	发病/10^{-4}	粗率/10^{-5}	构成/%	标化率/10^{-5}	发病/10^{-4}	粗率/10^{-5}	构成/%	标化率/10^{-5}	发病/10^{-4}	粗率/10^{-5}	构成/%	标化率/10^{-5}
合计	合计	406.4	293.91	100.00	186.46	249.6	314.74	100.00	191.82	156.8	265.90	100.00	178.33
	肺	82.8	59.89	20.38	36.46	50.2	63.36	20.13	37.07	32.6	55.23	20.77	35.51
	结直肠	40.8	29.51	10.04	18.05	27.4	34.57	10.98	20.25	18.4	31.15	11.72	20.12
	胃	39.7	28.68	9.76	17.59	21.8	27.49	8.73	16.48	17.1	28.97	10.90	19.36
	肝	38.9	28.12	9.57	17.65	21.3	26.84	8.53	15.82	14.1	23.90	8.99	15.24
	乳腺*	30.6	45.37	7.53	29.05	20.6	52.95	8.24	32.25	13.4	22.70	8.54	14.80
	食管	25.2	18.26	6.21	11.13	15.1	19.08	6.06	13.03	10.0	35.07	6.40	24.20
	甲状腺	20.3	14.65	4.99	10.37	11.2	14.06	4.47	8.28	5.1	8.71	3.27	6.52
	子宫颈	11.9	17.69	2.94	11.34	6.9	17.74	2.76	10.84	5.0	17.62	3.22	12.04
	脑	10.9	7.88	2.68	5.57	6.6	8.35	2.65	5.69	4.3	7.25	2.73	5.39
	胰腺	10.0	7.26	2.47	4.36	6.5	8.26	2.62	4.75	3.5	5.93	2.23	3.79
男性	合计	223.4	315.52	100.00	207.03	135.0	333.72	100.00	209.57	88.4	291.25	100.00	202.97
	肺	55.0	77.64	24.61	49.78	33.1	81.88	24.53	50.31	21.8	71.98	24.72	48.95
	肝	28.9	40.78	12.93	26.65	16.3	40.38	12.10	25.04	12.9	42.46	14.58	28.99
	胃	27.6	39.02	12.37	25.14	16.1	39.84	11.94	24.44	12.5	41.32	14.19	29.04
	结直肠	23.9	33.68	10.67	21.65	14.7	36.44	10.92	22.47	9.9	32.59	11.19	22.18
	食管	18.5	26.05	8.26	16.81	8.6	21.16	6.34	13.08	7.7	25.46	8.74	17.49
	前列腺	7.8	11.05	3.50	6.72	5.7	14.17	4.25	8.31	2.2	7.19	2.47	4.84

（注：城市组第4、5位为肝、胃；农村组第5、6位为食管、结直肠；男性农村组第6位为膀胱）

附　表　**133**

续表

性别	合计 癌症	发病/10⁻⁴	粗率/10⁻⁵	构成/%	标化率/10⁻⁵	城市 癌症	发病/10⁻⁴	粗率/10⁻⁵	构成/%	标化率/10⁻⁵	农村 癌症	发病/10⁻⁴	粗率/10⁻⁵	构成/%	标化率/10⁻⁵
男性	膀胱	6.4	9.07	2.88	5.71	膀胱	4.2	10.48	3.14	6.30	前列腺	2.1	6.89	2.37	4.42
	胰腺	5.7	8.05	2.55	5.14	甲状腺	3.9	9.52	2.85	6.66	脑	2.0	6.72	2.31	5.22
	淋巴瘤	5.2	7.29	2.31	5.07	胰腺	3.7	9.18	2.75	5.58	胰腺	2.0	6.54	2.25	4.45
	脑	5.0	7.13	2.26	5.26	肾	3.5	8.63	2.59	5.45	白血病	2.0	6.54	2.24	5.64
女性	合计	183.0	271.23	100.00	168.14	合计	114.6	294.97	100.00	176.44	合计	68.4	239.03	100.00	155.77
	乳腺	30.6	45.37	16.73	29.05	乳腺	20.6	52.95	17.95	32.25	肺	10.7	37.47	15.68	22.68
	肺	27.8	41.26	15.21	23.70	肺	17.1	44.06	14.94	24.37	乳腺	10.0	35.07	14.67	24.20
	结直肠	16.9	25.13	9.26	14.58	结直肠	11.3	29.08	9.86	16.19	结直肠	5.7	19.76	8.27	12.21
	甲状腺	15.3	22.63	8.34	15.81	甲状腺	11.3	29.04	9.85	19.64	胃	5.5	19.17	8.02	11.56
	胃	12.0	17.82	6.57	10.31	子宫颈	6.9	17.74	6.02	10.84	子宫颈	5.0	17.62	7.37	12.04
	子宫颈	11.9	17.69	6.52	11.34	胃	6.5	16.83	5.71	9.42	肝	4.5	15.88	6.64	9.77
	肝	10.0	14.83	5.47	8.65	肝	5.5	14.05	4.76	7.88	食管	4.2	14.69	6.15	8.54
	子宫体	7.1	10.54	3.89	6.64	子宫体	4.4	11.26	3.82	6.78	甲状腺	4.0	13.92	5.82	10.25
	食管	6.8	10.07	3.71	5.60	卵巢	3.7	9.49	3.22	6.02	子宫体	2.7	9.57	4.00	6.44
	脑	5.8	8.67	3.20	5.87	脑	3.6	9.31	3.16	6.10	脑	2.2	7.80	3.26	5.54

*注：仅女性；

标化率采用2000年中国人口进行标化处理。

附表 5-2　中国 18 岁及以上居民高血压患病率　　单位:%

年龄 / 岁	2018 年			2012 年		
	全国	城市	农村	全国	城市	农村
合计	27.5	25.7	29.4	25.2	26.8	23.5
18~44	13.3	13.2	13.3	10.6	11.3	10.0
45~59	37.8	36.9	38.7	35.7	36.6	34.7
≥60	59.2	59.2	59.3	58.9	60.6	57.0
男性						
小计	30.8	30.3	31.4	26.2	28.1	24.2
18~44	18.6	19.3	17.8	13.6	14.6	12.7
45~59	40.5	41.5	39.6	35.9	37.9	33.6
≥60	57.5	58.2	56.9	56.5	57.6	55.3
女性						
小计	24.2	21.2	27.4	24.1	25.4	22.8
18~44	8.0	7.2	8.9	7.3	7.6	6.9
45~59	35.1	32.3	37.8	35.5	35.2	35.9
≥60	61.0	60.2	61.6	61.2	63.4	58.7

附表 5-3　中国 18 岁及以上居民高血压患病知晓率　　单位:%

年龄 / 岁	2018 年			2015 年发布结果调整后值 (2012 年)*		
	全国	城市	农村	全国	城市	农村
合计	41.0	43.1	39.0	38.2	41.2	34.6
18~44	22.3	23.5	20.9	18.4	19.7	17.0
45~59	42.6	46.3	39.2	40.6	42.9	37.7
≥60	53.4	58.1	49.7	48.5	52.9	43.5
男性						
小计	36.9	39.1	34.6	34.0	37.0	30.4
18~44	21.6	21.8	21.3	16.2	17.3	14.9
45~59	40.1	44.6	35.6	37.5	41.2	32.4
≥60	50.3	56.8	45.0	47.1	50.9	43.0
女性						
小计	46.2	48.9	44.0	43.1	46.2	39.5
18~44	24.1	28.2	20.1	23.3	25.3	21.3
45~59	45.5	48.6	43.1	44.1	44.9	43.1
≥60	56.2	59.3	53.8	49.7	54.7	43.9

* 注:由于 2015 年发布结果采用的是未加权数据,为保证与 2020 年发布结果的可比性,本《报告》对 2015 年发布结果进行了加权调整,使用调整后值与本次发布的数据进行比较。

附表 5-4　中国 30 岁及以上居民高血压患病知晓率　　　单位:%

年龄/岁	全国	城市	农村	年龄/岁	全国	城市	农村
合计	43.2	46.0	40.6	45~59	40.1	44.6	35.6
30~44	24.9	27.0	22.4	≥60	50.3	56.8	45.0
45~59	42.6	46.3	39.2	女性			
≥60	53.4	58.1	49.7	小计	47.7	50.4	45.5
男性				30~44	26.7	29.4	24.0
小计	39.4	42.8	36.1	45~59	45.5	48.6	43.1
30~44	24.1	26.0	21.5	≥60	56.2	59.3	53.8

附表 5-5　中国 18 岁及以上居民高血压治疗率　　　单位:%

年龄/岁	2018 年			2015 年发布结果调整后值(2012 年)*		
	全国	城市	农村	全国	城市	农村
合计	34.9	37.5	32.4	32.8	36.0	29.0
18~44	16.6	17.7	15.2	13.9	15.1	12.5
45~59	36.1	40.3	32.3	34.3	36.6	31.2
≥60	47.3	53.1	42.7	43.5	48.5	37.9
男性						
小计	30.8	33.5	27.9	28.4	31.4	24.7
18~44	16.1	16.5	15.6	11.8	13.1	10.4
45~59	33.8	38.8	28.8	30.8	34.2	26.0
≥60	43.5	51.2	37.4	41.5	45.8	36.9
女性						
小计	40.1	43.3	37.5	38.0	41.5	33.9
18~44	17.8	21.1	14.5	18.4	19.9	16.9
45~59	38.8	42.2	36.0	38.1	39.4	36.5
≥60	50.6	54.9	47.3	45.3	50.8	38.8

* 注:由于 2015 年发布结果采用的是未加权数据,为保证与 2020 年发布结果的可比性,本《报告》对 2015 年发布结果进行了加权调整,使用调整后值与本次发布的数据进行比较。

附表 5-6　中国 18 岁及以上居民高血压控制率　　　单位:%

年龄/岁	2018 年			2015 年发布结果调整后值(2012 年)*		
	全国	城市	农村	全国	城市	农村
合计	11.0	13.6	8.5	10.4	12.5	8.0
18~44	4.6	5.5	3.6	4.7	5.2	4.1
45~59	12.2	16.0	8.7	11.4	13.8	8.2
≥60	14.6	18.7	11.3	13.1	15.5	10.4

续表

年龄 / 岁	2018 年			2015 年发布结果调整后值 (2012 年)*		
	全国	城市	农村	全国	城市	农村
男性						
小计	9.8	12.2	7.3	9.7	11.8	7.2
18~44	4.3	4.9	3.3	4.1	4.9	3.1
45~59	11.6	15.3	7.7	11.0	13.6	7.4
≥60	14.1	18.8	10.2	13.6	16.1	10.9
女性						
小计	12.5	15.6	9.9	11.3	13.3	8.9
18~44	5.5	6.9	4.1	6.0	5.9	6.2
45~59	13.0	17.0	9.8	11.8	14.1	9.1
≥60	15.0	18.7	12.2	12.7	15.0	9.9

* 注:由于 2015 年发布结果采用的是未加权数据,为保证与 2020 年发布结果的可比性,本《报告》对 2015 年发布结果进行了加权调整,使用调整后值与本次发布的数据进行比较。

附表 5-7　中国 18 岁及以上居民高血压治疗控制率　　　单位:%

年龄 / 岁	2018 年			2015 年发布结果调整后值 (2012 年)*		
	全国	城市	农村	全国	城市	农村
合计	31.5	36.3	26.3	31.8	34.6	27.5
18~44	27.9	30.9	23.6	33.8	34.6	32.7
45~59	33.8	39.8	27.0	33.3	37.8	26.3
≥60	30.8	35.2	26.5	30.1	32.0	27.4
男性						
小计	31.9	36.5	26.2	34.2	37.5	29.1
18~44	26.4	30.1	21.3	34.4	37.8	29.5
45~59	34.2	39.5	26.9	35.7	39.7	28.2
≥60	32.3	36.7	27.4	32.8	35.2	29.6
女性						
小计	31.2	36.1	26.5	29.6	32.0	26.3
18~44	31.0	32.7	28.5	32.9	29.7	36.6
45~59	33.5	40.2	27.1	31.1	35.9	24.9
≥60	29.7	34.0	25.8	28.0	29.6	25.6

* 注:由于 2015 年发布结果采用的是未加权数据,为保证与 2020 年发布结果的可比性,本《报告》对 2015 年发布结果进行了加权调整,使用调整后值与本次发布的数据进行比较。

附表 5-8　中国 18 岁及以上未诊断高血压的居民近 3 个月内血压测量率　单位：%

性别	年龄/岁	全国	城市	农村	性别	年龄/岁	全国	城市	农村
合计	小计	41.9	43.9	39.9		45~59	46.9	49.1	44.8
	18~44	35.5	37.5	33.1		≥60	58.4	63.6	54.7
	45~59	49.0	52.4	45.8	女性				
	≥60	58.8	64.1	55.0		小计	43.2	45.7	40.4
男性						18~44	36.8	39.3	33.8
	小计	40.7	41.9	39.4		45~59	51.1	55.6	46.7
	18~44	34.2	35.7	32.4		≥60	59.3	64.6	55.2

附表 5-9　中国 18 岁及以上居民糖尿病患病率　单位：%

年龄/岁	2018 年			2012 年		
	全国	城市	农村	全国	城市	农村
合计	11.9	12.6	11.1	9.7	12.3	8.4
18~44	6.2	6.8	5.4	5.2	6.2	4.7
45~59	16.1	17.7	14.6	13.4	16.2	11.8
≥60	24.6	28.5	21.6	19.6	25.0	17.0
男性						
小计	12.9	14.2	11.4	10.2	13.3	8.8
18~44	7.4	8.3	6.4	6.1	7.5	5.5
45~59	18.3	21.2	15.4	14.6	18.4	12.5
≥60	23.3	27.9	19.6	18.3	23.8	15.7
女性						
小计	10.9	11.0	10.8	9.0	11.3	8.0
18~44	5.0	5.4	4.5	4.2	4.9	3.9
45~59	13.9	14.1	13.8	12.1	13.9	11.1
≥60	25.9	29.0	23.5	20.8	26.2	18.2

附表 5-10　中国 18 岁及以上居民糖尿病患病知晓率　单位：%

年龄/岁	2018 年			2012 年		
	全国	城市	农村	全国	城市	农村
合计	38.0	41.3	33.9	36.1	45.2	30.1
18~44	23.4	25.3	20.3	27.7	36.6	22.9

续表

年龄 / 岁	2018 年			2012 年		
	全国	城市	农村	全国	城市	农村
45~59	41.5	45.6	36.7	37.8	44.9	32.5
≥60	46.8	52.9	40.5	42.3	52.3	35.2
男性						
小计	33.6	37.6	28.3	35.3	44.9	28.7
18~44	19.8	21.5	17.0	29.1	37.7	24.3
45~59	38.9	43.9	32.2	37.1	45.1	30.6
≥60	42.4	49.8	34.0	40.5	52.1	32.2
女性						
小计	43.1	46.1	39.8	37.2	45.6	31.8
18~44	28.8	31.2	25.1	25.5	34.7	20.7
45~59	44.9	48.2	41.6	38.7	44.7	34.7
≥60	50.7	55.7	45.7	43.8	52.5	37.7

附表 5-11　中国 18 岁及以上居民糖尿病治疗率　　　　单位：%

年龄 / 岁	2018 年			2012 年		
	全国	城市	农村	全国	城市	农村
合计	34.1	37.5	29.9	33.4	41.8	27.9
18~44	20.1	21.6	17.8	24.9	32.7	20.6
45~59	37.4	41.5	32.5	35.2	41.7	30.3
≥60	42.5	49.1	35.5	39.6	49.0	32.8
男性						
小计	30.0	34.2	24.4	32.5	40.8	26.8
18~44	17.6	19.3	14.8	26.2	33.8	22.0
45~59	34.6	39.5	27.9	34.2	41.2	28.6
≥60	38.1	46.3	28.9	37.9	47.6	31.0
女性						
小计	38.8	41.7	35.7	34.6	43.0	29.1
18~44	23.9	25.2	22.1	22.7	31.0	18.4
45~59	41.1	44.6	37.6	36.4	42.5	32.4
≥60	46.3	51.7	40.9	40.9	50.2	34.4

附表 5-12　中国 18 岁及以上居民糖尿病控制率　　　　　单位:%

年龄 / 岁	2018 年			2012 年		
	全国	城市	农村	全国	城市	农村
合计	33.1	33.5	32.5	30.6	30.5	30.7
18~44	32.9	35.0	29.5	27.1	26.5	27.4
45~59	29.1	29.6	28.4	27.8	28.1	27.5
≥60	37.3	36.0	38.5	37.1	36.5	37.6
男性						
小计	31.5	31.3	31.6	28.9	28.5	29.2
18~44	30.8	32.1	28.7	24.5	24.3	24.6
45~59	27.7	28.1	27.3	27.8	27.2	28.3
≥60	36.7	34.7	39.0	36.0	35.0	36.7
女性						
小计	35.0	36.4	33.5	32.6	36.0	32.4
18~44	36.0	39.7	30.6	31.2	28.6	31.7
45~59	30.8	32.1	29.5	27.7	33.4	26.6
≥60	37.7	37.3	38.2	38.1	42.0	38.3

附表 5-13　中国 18 岁及以上居民糖尿病治疗控制率　　　　　单位:%

年龄 / 岁	2018 年			2012 年		
	全国	城市	农村	全国	城市	农村
合计	31.5	34.1	27.6	34.7	33.8	35.5
18~44	45.5	53.6	30.1	35.4	33.6	36.9
45~59	26.2	28.0	23.5	32.4	32.3	32.5
≥60	30.6	30.8	30.3	36.5	35.3	37.7
男性						
小计	28.8	30.7	25.1	34.0	31.9	36.1
18~44	38.3	42.7	28.9	32.6	29.9	34.8
45~59	24.1	25.9	20.7	34.1	32.7	35.7
≥60	29.1	29.8	28.0	35.0	32..4	37.9

续表

年龄 / 岁	2018 年			2012 年		
	全国	城市	农村	全国	城市	农村
女性						
小计	34.0	37.6	29.5	35.4	35.9	34.9
18~44	53.5	66.7	31.3	40.4	39.9	40.9
45~59	28.5	30.7	25.9	30.4	31.7	29.1
≥60	31.7	31.7	31.6	37.6	37.7	37.5

附表 5-14　中国 40 岁及以上未诊断
糖尿病的居民近 12 个月内血糖检测率

单位 :%

年龄 / 岁	全国	城市	农村
合计	39.3	45.5	33.8
40~49	32.6	38.4	26.6
50~59	37.9	44.6	32.0
60~69	47.7	56.3	41.2
≥70	53.9	61.1	48.5
男性			
小计	37.5	43.5	32.1
40~49	31.5	37.4	25.5
50~59	34.8	41.2	29.4
60~69	44.4	53.2	38.2
≥70	53.9	60.6	48.7
女性			
小计	41.2	47.4	35.5
40~49	33.6	39.5	27.6
50~59	41.0	47.9	34.7
60~69	51.1	59.4	44.6
≥70	53.8	61.5	48.3

附表 5-15　中国 40 岁及以上
居民慢阻肺患病率

单位 :%

年龄 / 岁	全国	城市	农村
合计	13.6	12.2	14.9
40~49	6.5	5.9	7.1
50~59	12.7	11.0	14.3
60~69	21.2	18.9	23.1
≥70	29.9	31.0	29.1
男性			
小计	19.0	16.7	21.2
40~49	9.0	7.8	10.3
50~59	17.8	15.8	19.6
60~69	30.4	27.2	33.0
≥70	42.3	41.3	43.1
女性			
小计	8.1	7.6	8.6
40~49	4.0	4.0	3.9
50~59	7.5	6.2	8.7
60~69	11.7	10.5	12.6
≥70	18.5	21.0	16.6

附表 5-16　中国 40 岁及以上居民慢阻肺患病知晓率　单位：%

年龄／岁	全国	城市	农村
合计	0.9	1.2	0.7
40~49	0.5	0.8	0.4
50~59	0.7	0.7	0.7
60~69	1.1	1.7	0.7
≥70	0.9	1.0	0.8
男性			
小计	1.0	1.3	0.8
40~49	0.5	0.9	0.3
50~59	0.8	0.7	0.8
60~69	1.2	1.8	0.8
≥70	1.2	1.3	1.1
女性			
小计	0.6	0.8	0.3
40~49	0.5	0.5	0.5
50~59	0.4	0.6	0.2
60~69	0.9	1.4	0.4
≥70	0.2	0.4	0.0

附表 5-17　中国 40 岁及以上居民肺功能检查率　单位：%

年龄／岁	全国	城市	农村
合计	4.5	5.8	3.2
40~49	4.3	5.1	3.5
50~59	4.3	5.9	2.9
60~69	4.8	6.8	3.2
≥70	4.7	6.7	3.3
男性			
小计	5.6	7.0	4.3
40~49	5.7	6.3	5.1
50~59	5.3	7.0	3.8
60~69	5.6	8.2	3.6
≥70	6.0	8.0	4.4
女性			
小计	3.3	4.5	2.1
40~49	2.9	3.8	1.9
50~59	3.2	4.7	1.9
60~69	4.0	5.4	2.8
≥70	3.6	5.4	2.3

附表 5-18　中国 40 岁及以上慢阻肺患者肺功能检查率　单位：%

年龄／岁	全国	城市	农村	年龄／岁	全国	城市	农村
合计	5.9	8.2	4.2	60~69	5.9	8.4	4.1
40~49	6.2	8.5	4.7	≥70	7.8	9.6	6.6
50~59	5.2	8.0	3.3	女性			
60~69	5.7	7.8	4.1	小计	5.3	7.3	3.4
≥70	7.2	9.1	5.6	40~49	5.2	6.1	4.4
男性				50~59	5.7	9.1	2.9
小计	6.1	8.6	4.5	60~69	5.0	6.2	3.9
40~49	6.7	9.8	4.8	≥70	5.3	8.0	2.4
50~59	5.0	7.5	3.4				

附表 5-19 中国 18 岁及以上居民高 TC 血症患病率 单位:%

年龄 / 岁	2018 年			2012 年		
	全国	城市	农村	全国	城市	农村
合计	8.2	8.1	8.3	4.9	5.6	4.3
18~44	5.5	5.8	5.1	2.9	2.9	2.8
45~59	11.2	11.1	11.4	7.1	8.0	6.1
≥60	12.7	12.7	12.7	8.6	9.9	7.3
男性						
小计	8.4	8.6	8.2	4.7	5.1	4.3
18~44	7.2	7.8	6.5	3.9	4.1	3.7
45~59	10.8	10.4	11.2	6.2	6.7	5.7
≥60	8.7	8.9	8.5	5.3	5.8	4.7
女性						
小计	8.0	7.6	8.5	5.1	6.0	4.2
18~44	3.8	3.8	3.8	1.8	1.8	1.9
45~59	11.7	11.8	11.6	8.1	9.4	6.5
≥60	16.6	16.3	16.8	11.8	13.8	9.7

附表 5-20 中国 18 岁及以上居民高 TG 血症患病率 单位:%

年龄 / 岁	2018 年			2012 年		
	全国	城市	农村	全国	城市	农村
合计	18.4	18.8	17.9	13.1	14.1	12.2
18~44	17.1	17.3	16.8	11.8	12.6	11.2
45~59	22.0	23.0	21.1	16.5	17.6	15.0
≥60	17.1	18.2	16.3	12.4	13.4	11.4
男性						
小计	23.6	25.6	21.4	16.7	18.4	14.5
18~44	25.6	27.0	23.8	17.2	19.1	15.5
45~59	25.5	27.9	23.1	18.8	21.3	15.7
≥60	13.9	15.4	12.7	9.7	10.4	8.9
女性						
小计	13.2	12.0	14.4	9.8	9.8	9.7
18~44	8.6	7.5	9.9	6.2	5.7	6.6
45~59	18.5	17.9	19.0	14.0	13.7	14.3
≥60	20.3	20.8	19.8	15.0	16.1	13.9

附表 5-21　中国 18 岁及以上居民低 HDL-C 血症患病率　　　　单位:%

年龄 / 岁	2018 年			2012 年		
	全国	城市	农村	全国	城市	农村
合计	20.9	22.3	19.4	33.9	32.8	35.0
18~44	22.4	23.1	21.6	34.4	32.9	35.8
45~59	20.6	22.4	18.9	34.2	33.4	35.1
≥60	16.4	19.1	14.2	31.4	31.5	31.4
男性						
小计	28.9	32.0	25.4	40.4	41.1	39.7
18~44	32.6	34.8	29.8	42.7	43.0	42.4
45~59	27.1	30.4	23.8	39.3	40.7	37.6
≥60	18.9	23.0	15.7	33.9	35.5	32.2
女性						
小计	13.0	12.6	13.5	27.1	24.3	30.0
18~44	12.3	11.4	13.4	25.7	22.3	28.8
45~59	14.1	14.2	14.0	28.9	25.9	32.5
≥60	13.9	15.3	12.8	29.1	27.7	30.5

附表 5-22　中国 18 岁及以上居民高 LDL-C 血症患病率　单位:%

年龄 / 岁	全国	城市	农村
合计	8.0	8.3	7.7
18~44	5.5	6.1	4.7
45~59	10.6	10.9	10.4
≥60	12.4	13.1	11.9
男性			
小计	8.1	8.7	7.6
18~44	7.1	8.0	6.0
45~59	9.8	9.7	9.9
≥60	9.2	10.0	8.6
女性			
小计	7.8	7.9	7.8
18~44	3.9	4.2	3.5
45~59	11.5	12.2	10.9
≥60	15.5	16.1	15.0

附表 5-23　中国 18 岁及以上居民血脂异常患病率　单位:%

年龄 / 岁	全国	城市	农村
合计	35.6	36.5	34.6
18~44	33.2	33.6	32.7
45~59	40.3	42.1	38.6
≥60	36.4	39.2	34.2
男性			
小计	44.1	47.3	40.7
18~44	46.3	48.5	43.6
45~59	46.0	49.5	42.6
≥60	33.6	37.9	30.2
女性			
小计	27.1	25.7	28.6
18~44	20.1	18.6	21.9
45~59	34.6	34.6	34.7
≥60	39.1	40.4	38.1

附表 5-24 中国 40 岁及以上未诊断
血脂异常的居民近 12 个月内血脂检测率

单位:%

年龄 / 岁	全国	城市	农村
合计	29.2	35.5	23.3
40~49	24.1	29.8	18.1
50~59	26.6	32.7	21.1
60~69	35.3	44.3	28.1
≥70	45.0	53.7	37.9
男性			
小计	28.5	34.5	22.3
40~49	23.7	28.7	18.0
50~59	27.1	32.8	21.4
60~69	35.2	44.0	27.5
≥70	47.1	57.8	37.3
女性			
小计	30.2	37.1	24.5
40~49	24.8	31.9	18.2
50~59	26.1	32.5	20.7
60~69	35.4	44.5	28.6
≥70	43.4	50.3	38.3

附表 5-25 中国 18 岁及以上
居民慢性肾脏病患病率

单位:%

年龄 / 岁	全国	城市	农村
合计	8.2	7.9	8.6
18~44	4.5	4.5	4.7
45~59	8.4	8.3	8.4
≥60	20.1	21.4	19.1
男性			
小计	7.7	7.8	7.5
18~44	4.6	4.8	4.3
45~59	8.3	8.9	7.8
≥60	17.2	19.2	15.7
女性			
小计	8.8	8.0	9.7
18~44	4.6	4.1	5.1
45~59	8.4	7.7	9.1
≥60	22.9	23.6	22.4

附表 5-26 中国 40 岁及以上
居民骨质疏松症患病率

单位:%

年龄 / 岁	全国	城市	农村
合计	12.6	10.9	13.6
40~49	3.2	3.5	3.1
50~59	10.2	9.9	10.3
≥60	27.4	22.3	30.0
男性			
小计	4.4	4.1	4.6
40~49	2.2	3.4	1.5
50~59	4.0	4.5	3.8
≥60	8.0	4.7	9.6
女性			
小计	20.9	17.8	22.5
40~49	4.3	3.5	4.8
50~59	16.5	15.5	17.1
≥60	45.9	38.8	49.5

附表 5-27 中国 40 岁及以上
居民低骨量率

单位:%

年龄 / 岁	全国	城市	农村
合计	40.9	39.5	41.6
40~49	32.9	31.2	33.9
50~59	45.1	43.9	45.9
≥60	47.5	46.8	47.9
男性			
小计	41.7	39.1	43.2
40~49	34.4	34.0	34.6
50~59	42.5	39.4	44.2
≥60	51.2	46.3	53.6
女性			
小计	40.0	39.9	40.1
40~49	31.4	28.2	33.1
50~59	47.9	48.5	47.6
≥60	44.1	47.3	42.5

附表 5-28　中国 40 岁及以上
居民骨质疏松症患病知晓率

单位:%

年龄 / 岁	全国	城市	农村
合计	6.4	10.5	4.6
40~49	0.9	0.3	1.3
50~59	7.7	6.7	8.2
≥60	6.8	14.4	4.0
男性			
小计	3.7	6.1	2.5
40~49	0.0	0.0	0.0
50~59	9.8	8.2	10.8
≥60	2.1	10.9	0.0
女性			
小计	7.0	11.5	5.1
40~49	1.3	0.5	1.6
50~59	7.2	6.3	7.6
≥60	7.6	14.8	4.7

附表 5-29　中国 40 岁及以上
居民骨密度检测率

单位:%

年龄 / 岁	全国	城市	农村
合计	3.3	6.6	1.6
40~49	2.7	5.4	1.2
50~59	3.3	6.2	1.8
≥60	4.1	8.5	1.9
男性			
小计	2.8	5.5	1.4
40~49	2.3	5.2	0.7
50~59	2.8	4.3	2.0
≥60	3.5	7.0	1.8
女性			
小计	3.8	7.7	1.8
40~49	3.1	5.6	1.7
50~59	3.9	8.1	1.6
≥60	4.7	10.0	2.0

附表 5-30　中国 18~64 岁居民幽门螺杆菌现症感染率

单位:%

性别	年龄 / 岁	全国	大城市	中小城市	农村
合计	小计	41.5	42.0	38.9	42.0
	18~24	37.5	33.1	34.5	38.5
	25~34	41.7	42.6	37.6	42.6
	35~44	42.6	43.8	39.8	43.1
	45~54	42.8	47.2	40.5	42.9
	55~64	42.2	40.7	41.5	42.5
男性	小计	41.6	43.0	39.3	41.9
	18~24	38.3	32.7	33.8	39.8
	25~34	41.4	48.5	38.1	41.6
	35~44	42.4	44.2	42.4	42.3
	45~54	42.7	51.3	40.1	42.5
	55~64	42.6	40.0	41.2	43.1
女性	小计	41.4	40.0	38.4	42.2
	18~24	36.6	33.5	35.2	37.2
	25~34	41.9	36.3	37.2	43.6

续表

性别	年龄/岁	全国	大城市	中小城市	农村
	35~44	42.7	43.4	36.9	44.0
	45~54	42.9	43.6	40.9	43.3
	55~64	41.8	41.3	41.8	41.8

注:大城市指省会城市的主城区、市辖区常住总人口超过 500 万的城市的主城区;中小城市指市辖区常住总人口小于 500 万的城市的主城区;农村指省会城市和其他城市的非主城区,下同。

附表 5-31　中国 18~64 岁居民胃食管反流病患病率　　单位:%

性别	年龄/岁	全国	大城市	中小城市	农村
合计	小计	10.5	9.3	10.2	10.7
	18~24	6.9	7.1	7.3	6.8
	25~34	8.6	8.8	8.4	8.7
	35~44	10.6	7.7	11.1	10.8
	45~54	12.8	8.7	11.3	13.5
	55~64	13.6	13.5	12.7	13.8
男性	小计	10.3	8.6	10.7	10.4
	18~24	6.3	6.1	8.2	5.9
	25~34	8.9	9.4	9.1	8.8
	35~44	11.3	7.3	14.2	11.0
	45~54	12.4	8.6	10.9	13.0
	55~64	12.4	11.6	10.4	12.9
女性	小计	10.8	9.9	9.6	11.1
	18~24	7.5	8.3	6.3	7.7
	25~34	8.4	8.3	7.7	8.5
	35~44	9.9	8.2	7.9	10.5
	45~54	13.2	8.9	11.8	14.0
	55~64	14.9	15.2	14.9	14.8

附表 5-32　中国 18~64 岁居民消化性溃疡患病率　　单位:%

性别	年龄/岁	全国	大城市	中小城市	农村
合计	小计	6.6	8.8	4.8	6.7
	18~24	5.3	7.1	4.6	5.3
	25~34	7.2	8.0	2.7	8.2
	35~44	5.9	10.5	4.2	5.9
	45~54	7.1	8.4	6.0	7.2
	55~64	7.3	9.7	7.0	7.0

续表

性别	年龄/岁	全国	大城市	中小城市	农村
男性	小计	7.8	9.7	5.6	8.1
	18~24	5.2	5.0	5.9	5.1
	25~34	9.0	9.6	3.5	10.2
	35~44	7.8	13.1	5.0	8.0
	45~54	9.0	10.0	6.3	9.5
	55~64	7.9	10.4	8.7	7.4
女性	小计	5.2	7.8	3.9	5.2
	18~24	5.4	9.4	3.3	5.5
	25~34	5.3	6.1	1.8	6.1
	35~44	4.0	8.0	3.2	3.8
	45~54	5.1	7.1	5.7	4.8
	55~64	6.6	9.1	5.4	6.6

附表 5-33　中国 18~64 岁居民胆石症患病率　　　　单位:%

性别	年龄/岁	全国	大城市	中小城市	农村
合计	小计	3.6	7.1	4.2	3.1
	18~24	1.6	4.6	2.2	1.2
	25~34	2.3	3.7	2.2	2.2
	35~44	3.2	6.8	3.5	2.8
	45~54	4.6	7.7	5.7	4.0
	55~64	6.6	12.9	7.3	5.8
男性	小计	3.3	6.2	3.5	3.0
	18~24	1.2	2.5	0.8	1.1
	25~34	2.5	3.4	2.3	2.4
	35~44	3.3	8.3	3.6	2.9
	45~54	3.7	4.1	5.0	3.4
	55~64	6.1	12.8	5.3	5.6
女性	小计	3.9	8.0	4.9	3.3
	18~24	1.9	6.8	3.6	1.2
	25~34	2.1	3.9	2.0	2.0
	35~44	3.0	5.5	3.3	2.7
	45~54	5.5	10.8	6.5	4.7
	55~64	7.2	12.9	9.3	6.0

《中国居民营养与慢性病状况报告(2020年)》
参 编 人 员

(按姓氏笔画排序)

丁钢强　　于冬梅　　王　宁　　王　丽　　王　杰　　王　睿　　王丽娟

王丽敏　　王临虹　　王黎君　　方利文　　尹香君　　丛　舒　　朴　玮

刘世炜　　刘江美　　刘韫宁　　汤淑女　　许晓丽　　孙可欣　　李　纯

李淑娟　　李裕倩　　杨　红　　杨丽琛　　杨振宇　　肖　琳　　吴　静

宋鹏坤　　张　坚　　张　笑　　张　梅　　张思维　　陈　竞　　周脉耕

庞学红　　郑荣寿　　房红芸　　赵文华　　赵丽云　　赵振平　　钱家鸣

郭齐雅　　黄　建　　黄正京　　琚腊红　　满青青　　蔡姝雅　　樊　静

魏文强